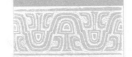

内难经选释

·中医入门捷钥·

主 编 阎洪臣 张焱

中国中医药出版社

·北京·

U0273637

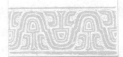

图书在版编目（CIP）数据

内难经选释：中医入门捷钥 / 阎洪臣，张焱主编 . —北京：中国中医药出版社，2019.4

ISBN 978 – 7 – 5132 – 2900 – 5

Ⅰ . ①内⋯　Ⅱ . ①阎⋯　②张⋯　Ⅲ . ①《内经》—研究　②《难经》—研究　Ⅳ . ① R221　② R221.9

中国版本图书馆 CIP 数据核字（2019）第 035702 号

中国中医药出版社出版

北京经济技术开发区科创十三街 31 号院二区 8 号楼

邮政编码　100176

传真　010–64405750

河北仁润印刷有限公司印刷

各地新华书店经销

开本 880×1230　1/32　印张 10　字数 213 千字

2019 年 4 月第 1 版　2019 年 4 月第 1 次印刷

书号　ISBN 978 – 7 – 5132 – 2900 – 5

定价　48.00 元

网址　www.cptcm.com

社 长 热 线　010–64405720

购 书 热 线　010–89535836

维 权 打 假　010–64405753

微信服务号　zgzyycbs

微商城网址　https://kdt.im/LIdUGr

官 方 微 博　http://e.weibo.com/cptcm

天猫旗舰店网址　https://zgzyycbs.tmall.com

如有印装质量问题请与本社出版部联系（010–64405510）

版权专有　侵权必究

编委会

前言

　　《内经》和《难经》是中国医药学伟大宝库中最为珍贵的部分。二者是中医药理论与中医药防治疾病方法的学术渊源，总结了中国古代的医学成就，研究生命规律，创建了中医学的理论体系，奠定了中医学的发展基础，是中国医学发展史上影响最大的医学典籍，对中医学理论的形成有深远的影响。书中包含着极其丰富的理论知识和实践经验，两千多年来一直成为中医各科的指南，对世界医学的发展，特别是对东方医学的发展，做出了卓越贡献。可以说，中医的发展离不开《内经》《难经》等经典理论的指导。

　　阎洪臣教授主编的《内难经选释》第一版，早在1979年1月由吉林人民出版社第一次印刷发行，分为精装和平装两种，共发行229000册，本书在当时一举成为学习中医经典理论的重要参考书，曾被当作中医经典课程《内经》《难经》的教材广泛应用于教学，影响很大。鉴于当前提倡"学经典，多临床"，强调"厚基础"培养中医药人才，再版本书具有非常重要的价值，也是当代形势所需。

本次再版在原著的基础上，增加了"养生学说"部分，共分为人与自然、阴阳学说、藏象学说、经络学说、病因病机、诊法、治则治法、养生学说八章，选入原文两百余条。在每条原文之下，加有"注""释""按"。对有争议性的问题，除在"注"里说明外，还在按语中谈了编者的临床体会与发挥，力求结合临床实践和生活实际，提出基本的治疗原则、常用方药和健康指导，以供学习者参考。希冀本书能够再度作为学习中医经典的重要参考书，成为初学中医者或临床中医从业人员学习中医经典理论的入门教材。

《内难经选释》编委会

2019年3月25日

目录

第一章 人与自然

　　古代医者在长期的生活和医疗实践中逐步认识到，人类生存在自然界中，与自然环境有着密切的关系。自然界存在着人类赖以生存的必要条件。这些条件的异常改变，如果超过人体的适应能力，就会导致疾病的发生。中医就是根据这样一个机体与外在自然环境相互影响的"天人相应"关系，来研究人体的生理功能、病因病机，并用这种观点预防、诊断和治疗某些疾病。

人的生命活动与外在的自然环境息息相关，是中医学整体观念的重要组成部分。关于这方面内容，《内经》一书在很多篇章中有较为详尽的论述，形成了一个完整的学说体系。本章选录其中主要原文，注释如下：

必背 天复地载①，万物悉备，莫贵于人。人以天地之气②生，四时之法③成。(《素问·宝命全形论》)

【注】

①天复地载：复，遮盖；载，运载。

②天地之气：天气，指风热湿燥寒五气；地气，指酸苦甘辛咸五味。

③四时之法：四时，指四季；法，法度，引申为规律。唐·王冰云："温凉寒暑，生长收藏，四时运行而方成立。"

【释】在天地之间，万物俱备，其中没有什么东西比人的生命更宝贵了。人依赖于天地自然之气而生存，还要顺应一年四季的变化规律而成长。

【按】自然生态环境是一切生物生长、发展、变化的基础，而生物的生长化收藏和生长壮老已的不同变化，也是受四时气候变迁及生态环境制约的。人亦如此，比如春夏季，气候温热，人体的阳气行于体表；秋冬季，气候寒凉，人体的阳气收敛内藏。由于人的这种适应性变化，在生理上方能进行正常的新陈代谢活动，从而促进了机体的成长和发育。中医学认为，人体五脏的生理功能，和自然界的生长化收藏的发展规律也是相联系的。如明代张介宾说："春应肝而养生，夏应心而养长，长夏应脾而养化，秋应肺而养收，冬应肾而养藏，故以四

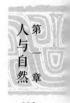

时之法成。"这就是人与自然"天人相应"的较好说明。

熟记 天食①人以五气，地食①人以五味。五气入鼻，藏于心肺，上使五色修明②，音声能彰③。五味入口，藏于肠胃，味有所藏，以养五气④，气和而生，津液相成，神乃自生。(《素问·六节藏象论》)

【注】

①食（sì四）：供养。

②五色修明：五色，指青黄赤白黑；修，美丽；明，润泽明亮。

③彰：显著，引申为洪亮。

④五气：此处指五脏之气（依王冰注）。

【释】天以五气供人呼吸，地以五味给人食用。五气由鼻吸入，藏在心肺两脏，其气上养于头面，能使颜面美丽、明润，也能使声音清脆、洪亮。五味经口纳入，藏在肠胃之中，五味所化的精微物质能够滋养五脏，使五脏功能调和而生成津液。津液润泽五脏六腑，以维持脏腑的生理功能正常，人的精血神气也就从中产生了。

【按】本条主要阐述了自然界中的五气和五味在人体中发生作用的过程。

风热湿燥寒五气，就是大自然中的空气随着季节的变化而呈现出五种不同性状。春天阳气回转，故多风；夏天炎暑时节，故多热；秋天空气干燥，故多燥；冬天气候寒冷，故多寒。原文中"五气入鼻，藏于心肺"，清楚地表明古代医家已经认识到，自然界的空气由鼻吸入后，不只藏在肺脏，而且还藏在心。这种认识是非常难能可贵的，它与现代医学所说的氧气在肺脏进行气体交换以后，随血液进入心脏的观点基本一致。中医学认为，肺主气、主音，所以肺气充则声音洪亮；心主血、其华在面，故心血足则面色红润而有光泽。

《灵枢·五味》说："谷气有五味，其入五脏。"五味即是酸苦甘辛咸，它是营养机体的重要物质。五味所化生的精微与五气相结合，称为"宗气"，它积于胸中，由肺所主，起着治理调节气血运行的作用。此气上出喉咙而行呼吸、发音，下贯心脉以行血气，并能温养皮肤肌肉，化生津液和营血，是维持生命活动的基本物质。

必背 天暑衣厚则腠理①开，故汗出；寒留于分肉②之间，聚沫③则为痛。天寒则腠理闭，气湿不行④，水下留于膀胱，则为溺与气⑤。（《灵枢·五癃津液别》）

【注】

①腠理：指皮肤、肌肉的纹理。

②分肉：肌肉分理处，亦泛指皮下肌肉。古人称肌肉外层（皮下脂肪层）为白肉，内层（肌肉组织）为赤肉，赤白相分之间，名曰"分肉"。

③聚沫：聚积停滞肌肉内的津液。

④气湿不行：水湿之气不能外泄。这是正常的生理现象，非病态。

⑤溺（niào脉）与气：溺，义同"尿"；气，指排尿的气化功能。

【释】天气炎热和衣服穿得过厚，就会使腠理开泄，所以人会出汗。如果遇寒则留滞在分肉里面，寒气就会聚积津液停滞在肌肉内而产生疼痛。天气寒凉，则腠理密闭，体内的水湿之气不得外泄，则水液下行而留于膀胱之中，通过气化作用排出体外而生成尿液。

【按】本节主要论述了寒暑气温的变化对人体水液代谢的影响。

人体内的水液排泄，主要有两条渠道：一条是化为汗，从皮肤排出；另一条是变为尿，通过小便排出。其排出量的多少，与气温有着密切的关系，如夏季气候炎热，人体的腠理疏松，汗孔开张，汗液容易外泄，所以汗多尿少；冬季气候寒凉，人体的腠理固密，汗孔闭合，体液不易外泄而内注于膀胱，所以表现为汗少尿多。这种生理上的变化，是人体适应自然的具体表现，在辨证和论治中，都有重要的意义。如中医常说的"冬不用石膏，夏不用麻黄"，就是因为夏天汗液较多，若再过用辛温发散的麻黄，会耗伤阴液；冬天寒冷，人体的阳气内敛潜藏，若过用大寒的石膏，则会损阳而伤正。

原文中的"气湿不行，水下留于膀胱，则为溺与气"一句，明·马莳注："人之所以有溺与气者，正以天寒则腠理闭，内之气与湿俱不行，其水下留于膀胱，则为前溺与后气耳。"将"气"解为"后气"（矢气）。《素问·灵兰秘典论》云："膀胱者，州都之官，津液藏焉，气化则能出矣。"据此可见，本条所论的"溺与气"的"气"，解为膀胱中的"气化"之气，较为妥切。张介宾说："气为水母，知气化能出之旨，则治水之道，思过半矣。"中医根据气能"化水布津"的道理，在临床上治疗因脾肾阳虚导致水湿停留的病证，采用通阳化气法，选用真武汤之类的方剂，往往可以收到良效。

必背 帝①曰：其于寿夭②，何如？岐伯③曰：阴精所奉④，其人寿；阳精所降⑤，其人夭。（《素问·五常政大论》）

【注】

①帝：指黄帝，是中国古代传说中的国君（可能是氏族社会时，一个部落的酋长），姓公孙，建都于轩辕之丘，故又称"轩辕氏"。《内经》是以黄帝与岐伯等人问答的形式来阐述医理的。

②其于寿夭：其，代词，指代前文所述地势之高下，气温之寒热而言；夭，夭折，即短寿。

③岐伯：古代传说中的名医，首见于班固的《汉书·艺文志》。在《内经》中，大部分医理都由岐伯阐述，他能回答黄帝所提的各种问题，因此后世有人称《内经》为"岐黄之书"，称医学为"岐黄之术"。

④阴精所奉：阴精，指阴寒之气；奉，上升之意。前文说："西北方，阴也，阴者其精奉于上。"

⑤阳精所降：阳精，指阳热之气；降，下降之意。前文云："东南方，阳也，阳者其精降于下。"

【释】黄帝问道：地势的高低，气温的寒热，对人体的寿命有何影响？岐伯回答说：阴寒之气上升的西北地区，其气寒冷，这里的人一般都长寿；阳热之气下降的东南地区，其气炎热，这里的人一般多短寿。

【按】本条讨论了地势和气温对人寿命的影响。

气候寒冷的地方，人体的阳气不妄泄，正气充盛，因而寿命较长；气候炎热的地方，人体的阳气容易耗泄，因而寿命较短。这是古人经过长期观察得出的正确结论。

金元医家李杲从脾胃功能的盛衰来解释本节原文。他说，"阴精所奉，谓脾胃既和，谷气上升，春夏令行，故其人寿，阳精所降，谓脾胃不和，谷气下流，收藏令行，故其人夭"，可以参考。"阴精所奉，其人寿；阳精所降，其人夭"一句是必背的条文。

必背 阳气者，一日而主外，平旦①人气生，日中而阳气隆②，日西而阳气已虚，气门③乃闭。是故暮而收拒④，无扰筋骨，无见雾露，反此三时，形乃困薄⑤。(《素问·生气通天论》)

【注】

①平旦：日出之时。

②隆：指阳气充盛。王冰注："犹高也，盛也。"

③气门：即玄府，又称汗孔。中医认为，汗孔是发泄经脉营卫之气的门户，所以称为气门。

④暮而收拒：暮，是日落的时候；收，收藏，指人入室而居；拒，格拒，即指人入室后不与外界接触。

⑤困薄：劳困衰薄。薄，虚损、衰薄。

【释】人体中的阳气，在白天主要起着保卫机体外部的作用。早晨，人的阳气由内而生，布行于体表；中午，人的阳气最为隆盛；傍晚，人的阳气入里，体表的阳气逐渐虚少，于是汗孔密闭。因此，到晚间人就应该在室内休闲，不要扰动筋骨，不要外出触冒雾露。如果打乱了阳气在平旦、日中和日西这三个时段运行的规律，形体就会变得劳困虚损而衰弱。

【按】阳气的主要功能是保卫形体、防御外邪。如《素问·生气通天论》说："是故阳因而上，卫外者也。"阳气白昼行于体表，夜晚潜于体内。行于体表时，卫外的功能就强，潜入体内时，体表的阳气虚少，卫外的功能就会减弱，所以，人在夜间睡觉时容易感受外邪。

值得说明的是，学习本段原文，目的在于掌握阳气在昼夜中的运行规律及其与发病的关系，还应当从"暮而收拒，无扰筋骨，无见雾露"中汲取顺应昼夜日节律进行养正避邪的养生理念。

必背 夫四时阴阳①者，万物之根本也。所以圣人春夏养阳，秋冬养阴②，以从其根，故与万物沉浮③于生长之门。逆其根，则伐其本，坏其真④矣。故阴阳四时者，万物之终始也，死生之本也。逆之则灾害生，从之则苛疾⑤不起。（《素问·四气调神大论》）

【注】

①四时阴阳：四季按阴阳来划分，则春夏季为阳，秋冬季为阴。

②春夏养阳，秋冬养阴：即春夏顺从生长之气养护阳气，秋冬顺从收藏之气养护阴气。春夏养阳，即养生、养长。秋冬养阴，即养收、养藏。

③沉浮：沉为降；浮为升。沉浮，意为随环境的变化而变化。

④真：指人体中的真气，即正气。

⑤苛（kē棵）疾：即重病。王冰注："苛者，重也。"

【释】春夏秋冬四季的阴阳变化，是万物生长的根本。因此，懂得养生道理的人要春夏养阳，秋冬养阴，以此来调节机体适应自然界阴阳四时的变化，就能和万物的生长一样，做到随环境的变化而变化。假如违背了这种变化规律，就会戕伐生命的根本，败坏机体的正气。所以，阴阳四时的变化是万物生长、衰亡的根本。违背它就会发生灾害，顺从它就不会发生大病。

【按】本条主要阐明了人顺从自然规律的重要性。

古人在长期实践中，体验到自然界的严寒或酷热，都会给人类带来疾病。为了避免此类自然灾害的发生，就要采取一些必要的措施，因而提出了"春夏养阳，秋冬养阴"的著名观点。

"春夏养阳，秋冬养阴"是四时养生的基本原则，这是根据人体在四时气候变化中的生理特点而总结出来的养生法则，也是中医常用的养生方法，对此有多种解释。一般认为：养，是保养、爱惜的意思。春夏之季，阳气容易外泄，泄之太过则耗伤正气，所以春夏季节要防止过度活动，以爱惜、保养机体的阳气；秋冬之季，阳气内敛，阴气转盛，万物闭藏，人也应该保养体内的阴精，勿使外泄太过，要想阴精不伤，应防止房劳伤肾，这就是"养阴"。如《素问·金匮真言论》指出的"藏于精者，春不病温"，进一步说明了养阴的重要意义。

在"春夏养阳，秋冬养阴"这个原则的指导下，具体的养生方法广涉衣、食、住、行、精神情志等各个方面，对于顺时养生和用药大法也具有重要的指导意义，后世医家从理论的认识到临床的应用都有重要的发挥。如王冰注："春食凉，夏食寒，以养于阳；秋食温，冬食热，以养于阴。"其从阴阳相互制约的关系来阐述四时维护体内阴阳平衡的道理。

春善病鼽衄①，仲夏②善病胸胁，长夏善病洞泄寒中③，秋善病风疟④，冬善病痹厥。（《素问·金匮真言论》）

【注】

①鼽（qiú求）衄：鼽，因外感风寒而致的鼻塞流涕；衄，指鼻腔出血。

②仲夏：夏季的第二个月，即农历五月间。

③洞泄寒中：洞泄，指因寒而引起的重度下利；寒中，寒邪在中焦。

④风疟：为疟疾病的一种。因夏季阴暑内伏，复感秋季的风邪而发，临床表现为先寒后热，寒少热多，头痛，自汗出，脉象弦数等。

【释】春天容易患鼻塞流涕和鼻衄之病，夏天容易患胸胁满痛之病，长夏容易患里寒腹泻之病，秋天容易患风疟之病，冬天容易患关节痛痹和手足厥冷之病。

【按】本条阐述了自然气候的改变与人体发病的关系，并指出了四季易发的常见病。

春主风，为阳气升发之季，内应肝胆二脏，而肝胆之经脉又上循于头部，所以春季感受风寒，邪气上阻清窍——鼻，则鼻塞流涕；若肝胆火旺，邪气沿经上扰，伤及络脉，则易发鼻衄，正如《素问·金匮真言论》所说，"春气者病在头"。夏季炎热，心火当令，因心居胸中，而心的经脉又循于胸胁，当机体感受热邪时，最易引动心火，而见心烦和胸胁满闷，所以《素问·金匮真言论》说，"夏气者病在脏"。夏秋之交的长夏多雨多湿，感之则困脾抑阳，内生虚寒，寒湿相结，则见里

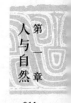

寒腹泻。夏伤于暑，暑汗不出，邪热内伏，复感秋凉，寒凉内侵，引动伏热，寒热交争而发为风疟。冬季严寒，阳气内敛，若伤于寒邪，寒客经脉，气遇寒则滞，血逢寒则凝，血凝气滞，就会发生肢节疼痛的痹证和手足逆冷的厥证。

黄帝曰……夫百病者，多以旦慧昼安，夕加夜甚，何也？岐伯曰：四时之气使然。黄帝曰：愿闻四时之气。岐伯曰：春生、夏长、秋收、冬藏，是气之常也，人亦应之。以一日分为四时，朝①则为春，日中为夏，日入为秋，夜半为冬。朝则人气始生，病气衰，故旦慧；日中人气②长，长则胜邪，故安；夕则人气始衰，邪气始生，故加；夜半人气入脏，邪气独居于身，故甚也。（《灵枢·顺气一日分为四时》）

【注】

①朝（zhāo招）：清晨。

②人气：人体中的阳气。

【释】黄帝问：通常患病的人，大多数在清晨神智清爽，白天病情安定，傍晚加重，夜半更为严重，这是什么原因？岐伯回答：这是四时之气造成的。黄帝说：愿意听听什么是四时之气。岐伯说：春天之气主生发，夏天之气主成长，秋天之气主收敛，冬天之气主封藏，这是气的正常作用，人体的阳气也是如此。以一日来分四季，早晨是春季，中午是夏季，傍晚是秋季，夜半是冬季。早晨人体的阳气由里向外生发，病邪衰退，所以早晨神智清爽；中午阳气旺盛，旺盛的阳气战胜邪气，所以病情安定；傍晚阳气开始衰弱，邪气渐长，所以病势加重；夜半人的阳气进入脏腑，邪气独居于身体之中，所以病情更加严重。

【按】本条阐述了正邪在人体内一昼夜之间的盛衰消长过程。临床实践中，这种"旦慧昼安，夕加夜重"的病理变化，在大部分疾病中都能反映出来，特别是在外感病中表现尤为显著。

本条可与"阳气者，一日而主外"条文参照阅读，其病机解释是一致的。

　　阴阳，是中国古代哲学的概念，是对自然界相互关联、相辅相成事物双方的概括，是中国古代先贤在长期的生活、生产实践中，从自然现象和一切物质运动的规律中，逐步认识、总结出来的。

阴阳学说系统地应用于医学方面，首见于《内经》。它用阴阳学说中的互根、消长和转化等规律，说明人体的生理功能和疾病变化，进而指导辨证和治疗，成为中医理论中不可缺少的重要组成部分。

　　《内经》《难经》中涉及阴阳学说的内容有：阴阳的基本概念、基本内容，利用阴阳学说解释人体生命现象、疾病传变规律，阴阳理论在判断疾病预后、指导诊断与治疗，以及养生防病中的应用等。阴阳学说对于中医学的发展，在历史上起到了至关重要的推动作用。迄今为止，仍不失其应用价值，有进一步学习、研究之必要。这里仅就《内经》论述阴阳的主要原文，注释如下：

　　🔵必背 阴阳者，天地之道①也，万物之纲纪②，变化之父母，生杀之本始，神明之府也，治病必求于本③。（《素问·阴阳应象大论》）

　　【注】

　　①道：本义是道路，引申为规律。《周易·系辞上》曰，"一阴一阳之谓道"，即指此而言。

　　②纲纪：原义为绳子。《诗经·大雅》曰："纲纪四方。"《孔颖达疏》曰："纲者，网之大绳；纪者，别理丝数。"纲是网的大绳，纪是小绳。所以纲和纪都是归纳事物的主要工具，引申为纲领。

　　③本：此指阴阳而言。

　　【释】阴阳是天地自然界发展、运动的规律，是统括万物的纲领，是事物发展变化的基础，是生长和衰亡的本源，是宇宙间各种现象发生的内在原动力。因此，诊治疾病时必须要从阴阳入手，首先推求人体内阴阳的偏盛偏衰。

【按】本条是《内经》论述阴阳的总纲。由于阴阳是对立统一的双方，并且还具有消长、转化等规律，所以，它能说明事物间的复杂变化和物质起源、生长、消亡的过程。原文用"天地""万物"这样广阔的概念，主要说明了阴阳的普遍性；用"纲纪""父母"等强调了阴阳的重要性。既然阴阳能说明宇宙间许许多多事物发展、运动的规律，所以它也必然能指导医疗实践，即原文所说"治病必求于本"，成为中医临床诊治疾病的基本原则。

必背 阴阳者，血气之男女①也；左右②者，阴阳之道路也；水火者，阴阳之征兆③也；阴阳者，万物之能始④也。故曰：阴在内，阳之守也；阳在外，阴之使⑤也。（《素问·阴阳应象大论》）

【注】

①血气之男女：以人来分阴阳，则男为阳，女为阴；以体内的气血来分阴阳，则气为阳，血为阴。

②左右：指阴阳升降的道路。张介宾说："阳左而升，阴右而降。"

③征兆：征，证据。兆，现象。阴阳的概念，只有通过具体的事物才能表现出它的特点和属性，因水和火是表现阴阳属性和特点的最形象的物质，所以说，水火是阴阳的征兆。

④能始：能，孙诒让《札迻》云："能者，胎之借字。"《尔雅·释诂》云："胎，始也。"此即原始之意。王冰注："谓能为变

化之生成之元始。"

⑤使：役使于外的意思。

【释】阴阳，在人分为男属阳、女属阴，在气血则气为阳、血为阴。左升右降，是阴阳上下运行的道路。水火，是阴阳特点和属性的征兆和表现。阴阳，是万物生长变化的根源。所以说，阴为阳而镇守于内，阳为阴而役使于外。

【按】本条主要用血气、男女、水火等，形象地说明了阴阳的性质以及二者之间的对立统一关系。

原文中"阴在内，阳之守也；阳在外，阴之使也"一句是阴阳相互为用、相互依存关系的精辟论述。验之于人体，就是卫气和营血相互间的调和作用。卫气行于外，是以营血为其物质基础；营血存于内，是为卫气守护其中。二者相互为用，缺一不可。

必背 积阳为天，积阴为地。阴静阳躁，阳生阴长，阳杀阴藏。阳化气①，阴成形②。(《素问·阴阳应象大论》)

【注】

①阳化气：气，功能。万物表现出的各种功能，都是气的作用，而气是由阳化生出来的。

②阴成形：形，形体。阴是构成万物形体的基本物质。

【释】清阳之气积聚于上成为天，浊阴之气积聚于下成为地。阴的特点是静，阳的特点是动。阳气主生发，阴气主成长。阳气主肃杀，阴气主封藏。阳能蒸腾化气，阴能凝聚成形。

【按】本条阐述了阴阳的性质和作用。

"积阳为天，积阴为地"，是古代天体形成学说中的唯物主义观念，是对宇宙自然万物生成来源的科学解说。

关于"阳生阴长，阳杀阴藏"一句，历代注家解释不尽相同。如有的用八卦的方位来解，也有的用阴中有阴、阳中有阳来解释等，多有牵强附会之处。我们认为，此处主要是谈阴阳的生长杀藏的作用。阳可生亦可杀，阴可长亦可藏，这正是阴阳发展变化的特点，不必硬套四季的属性。此外，原文中"阳化气，阴成形"，精辟地阐发了物质的功能和物质的形体之间的辩证关系，对临床有一定的指导意义。

阴阳者，数①之可十，推②之可百；数之可千，推之可万；万之大不可胜数，然其要一也③。(《素问·阴阳离合论》)

【注】

①数（shǔ暑）：计算。

②推：推演、扩充。

③其要一也：要，要领。一，指阴阳对立统一的关系。杨上善注："然则混成，同为一气，则要一也。"王冰注："一，谓离合也。虽不可胜数，然其要妙，以离合推步，悉可知之。"

【释】宇宙间的一切事物，都可以用阴阳二性来比喻、推演，可由十到百，由千到万，数字越来越大，难以数清。然而，总的要领只有一个，就是阴阳间的对立统一关系。

【按】本条说明事物的变化，虽然无穷无尽，但只要认识到阴阳间存在着对立统一关系，就能掌握事物变化的要领。

王冰认为，"其要一也"的"一"，是指阴阳的离合关系。阴阳可分可合，若分开而论，则千千万万，无法尽数；若合并起来，只有一个即是一阴一阳这两种属性，其解亦通。

必背 凡阴阳之要，阳密乃固①，两者不和②，若春无秋，若冬无夏，因而和之，是谓圣度③。故阳强④不能密，阴气乃绝，阴平阳秘，精神乃治⑤，阴阳离决，精气乃绝。（《素问·生气通天论》）

【注】

①阳密乃固：密，密闭。固，牢固。此指阳气密闭于外，才能使体内阴精固守而不妄泄，则不为病邪所侵害。张介宾注："阳为阴之卫，阴为阳之宅，必阳气闭密于外，无所妄耗，则邪不能害，而阴气完固于内，此培养阴阳之要，即生气通天之道也。"

②两者不和：两者，指阴阳而言。和，即配合、调和之意。

③圣度：度，制度，含有准则、法度之意。王冰注："圣人交会之制度也。"

④阳强：指阳气偏盛，是病态的表现。

⑤治：安定。

【释】阴阳之间相互关系的关键在于阳气密闭于外，阴精才能固守于内。如果阴阳失去调和，就好比一年之中只有春季而没有秋季，或只有冬季而没有夏季一样，出现阴阳偏盛偏衰的不正常情况。因此，调和阴阳而使其保持平衡状态不被破坏，是养生的最高准则。因此，当阳气过亢而偏盛，则不能闭密于外，就能导致阴精耗损而衰绝。当阴气平和而阳气密闭时，人的精气和神气才能维持安定正常。如果阴阳偏盛偏衰达到阴阳偏废的程度，体内的精气也就因之而竭绝了。

【按】本条主要说明了阴阳二者在人体内保持相对平衡的重要性，以及二者失调所出现的病理变化。人体中的气为阳，血为阴，血行以气为帅，气布以血为根，二者相辅相成，相互为用。若一方出现偏盛或偏衰，必然会影响另一方，所以调和机体内的气血津液，使之保持或恢复"阴平阳秘"的平衡状态，是中医预防疾病和治疗疾病的主要措施。

阴中有阴，阳中有阳。平旦至日中，天之阳，阳中之阳也；日中至黄昏，天之阳，阳中之阴也；合夜①至鸡鸣，天之阴，阴中之阴也；鸡鸣至平旦，天之阴，阴中之阳也。故人亦应之。

夫言人之阴阳，则外为阳，内为阴。言人身之阴阳，则背为阳②，腹为阴。言人身之脏腑中阴阳，则脏者为阴，腑者为阳。肝、心、脾、肺、肾五脏皆为阴，胆、胃、大肠、小肠、膀胱、三焦六腑皆为阳……故背为阳，阳中之阳，心也；背为阳，阳中之阴，肺也；腹为阴，阴中之阴，肾也；腹为阴，阴中之阳，肝也；腹为阴，阴中之至阴③，脾也。此皆阴阳、表里、内外、雌雄④相输应⑤也，故以应天之阴阳也。（《素问·金匮真言论》）

【注】

①合夜：黄昏以后，至黑夜开始的时候，为"合夜"。

②背为阳：阳经行于背，所以背为阳。又，背与腹上下相对，背居于上为阳，腹居于下为阴。

③阴中之至阴：至阴，阴中之极。因十二经中的脾为太阴，

所以称脾为阴中之至阴。

④表里、内外、雌雄：表、外、雄皆为阳，里、内、雌皆为阴。雌雄，亦指脏腑的属性，不单指性别，如心为牡脏（雄），肾为牝脏（雌）等。

⑤输应：输，转输、运送。应，呼应、反应之意。

【释】阴中有阴，阳中有阳，是阴阳相对关系的进一步演化。在自然界中，虽然白天为阳，夜晚为阴，但是按阴中有阴，阳中有阳的道理来分析，则早晨至中午，为阳中之阳；中午至黄昏，为阳中之阴；入夜至半夜，为阴中之阴；半夜至拂晓，为阴中之阳。人体也是如此。

讨论人体的阴阳，则外表为阳，内里为阴。若进一步讨论人体的躯干，则背为阳，腹为阴。论人体的脏腑，则肝、心、脾、肺、肾五脏属阴，胆、胃、大肠、小肠、膀胱、三焦六腑为阳。因此，背为阳，阳中之阳是心，阳中之阴是肺；腹为阴，阴中之阴是肾，阴中之阳是肝，阴中之至阴是脾。这些都是按表里、内外、雌雄的属性、位置来划分阴阳的，它们之间都有着相互联系、相互为用的对应关系。因此，人体阴阳的划分，与自然界的阴阳划分是一致的。

【按】把事物分成阴阳两个方面，是阴阳学说的基本观点。为了说明事物的复杂性，于是在阴阳基本观点的基础上，又进一步演化出阴阳中还有阴阳的复杂关系，体现出阴阳之中还有阴阳的无限可分性。

古人用取类比象的手法，将昼夜的阴阳和阴阳之中还有阴阳的观念，应用于医学中，用以说明人体各组织的属性及其相互间的关系，进而用在辨证和治疗的医疗实践中，构成中医独特的理论体系。比如，心与肺虽同居于膈上而连背，其性属阳，但心（属火）为阳中之阳，故泻心火而用苦寒；肺（属金）为阳中之阴，故泻肺火常以甘寒。这就是阴阳学说的实际应用。

必背 阴胜①则阳病，阳胜则阴病。阳胜则热，阴胜则寒。重②寒则热，重热则寒。（《素问·阴阳应象大论》）

【注】

①胜：偏盛，指邪气。

②重：这里作"极"字解。

【释】阴邪偏盛，使阳气亏损则阳病；阳邪偏盛，使阴气耗伤则阴病。阳偏盛就会发热；阴偏盛就会恶寒。寒到极点，则会出现热象；热到极点，也会出现寒象。

【按】本条是以阴阳相对平衡的关系，阐述了受不同邪气所伤而形成的不同病机变化及临床表现。

"阴胜则阳病"，是指感受阴寒之邪，而损伤了体内的阳气，症见身寒、汗出、战栗，甚者厥逆等。轻者可用麻黄、桂枝以辛温解表；若阴寒内盛重证，真阳衰微，当以姜、附纯阳之品以救逆。"阳胜则阴病"，是指感受阳热之邪，而耗伤了体内的阴液，症见身热、口渴、喘促、心烦，甚而腹满。当以清热保阴，或急下存阴之法治疗，如白虎汤、承气类，可随证施用。

四时之变，寒暑之胜①，重阴必阳，重阳必阴，故阴主寒，阳主热，故寒甚则热，热甚则寒，故曰寒生热，热生

寒，此阴阳之变也。（《灵枢·论疾诊尺》）

【注】

①寒暑之胜：胜，为制胜、战胜之意。冬季的严寒将被夏季的酷暑所战胜，同样，夏季的酷暑亦将被冬季的严寒所战胜，四季就是这样更相变易的。

【释】春夏秋冬四季的变化，寒暑气候的更相往来，是因为阴发展到极点，必然转化为阳，阳发展到极点，必然转化为阴的结果。阴主寒，阳主热，因此寒到极点就会转化为热，热到极点也会转化为寒。所以说寒能生热，热能生寒。这就是阴阳相互转化的规律。

【按】本条论述了阴阳发展到一定程度，要向各自相反的方向转化，阴可以转化为阳，阳也可以转化为阴的变化规律。这比"阴中有阴，阳中有阳"是更高一级的发展阶段，反映了《内经》在运用阴阳学说研究事物的辨证关系上，已经达到了非常精深的程度。

阴阳之间的这种转化规律，在疾病的发展过程中，是经常可以见到的。比如，某些热性病，在热毒极盛、阳气衰弱的情况下，会见四肢厥冷、面色苍白、脉微欲绝等阴寒危象，这就是"热甚则寒"，说明了热病发展到一定程度所出现的假象。更为重要的是，这种转化是从本质上发生改变。比如，壮热高烧的病人，由于邪热耗气伤津，可变成虚寒证，临床表现为气短乏力、自汗、肢冷。又如，初感寒邪，寒郁日久则化热，症见局部红肿热痛。前者是由阳转阴，后者是由阴转阳。其他，如表里、虚实之证等，亦具有相互转化的可能。这里应该指出的是，阴阳的转化，不是随意的，而是要在一定条件下，阴阳二性才能从本质上发生变化。不同的事物，其条件亦因之而异。就疾病来讲，寒热、虚实、表里诸证的转化，与人体的强弱、病邪的盛衰和治疗方法等多种因素相关。因此，在临证时，要善于抓住病机，积极创造条件，促使疾病向有利的方向发展，以获得较好的疗效。

必背 清阳出上窍①，浊阴出下窍②；清阳发腠理，浊阴走五脏；清阳实四肢，浊阴归六腑。（《素问·阴阳应象大论》）

【注】

①清阳出上窍：清阳，因阳主热，热生清，故称阳为清阳。上窍，指耳、目、口、鼻七窍而言。

②浊阴出下窍：浊阴，因阴主寒，寒生浊，故称阴为浊阴。下窍，指前后二阴而言。

【释】人体中的清阳之气上出于五官七窍，浊阴糟粕之物下走于前后二阴。属于清阳的卫气发泄于腠理，属于浊阴的营血内注于五脏。水谷所化生的精气为清阳，充实于四肢；水谷代谢产生的糟粕为浊阴，转输于六腑。

【按】本条是以阴阳的升降关系，说明体内营养物质及糟粕物的走注过程。

原文中所说的"清阳"和"浊阴"，因其走向和所在部位不同，其内容也殊异。清阳包含有五官七窍赖以发挥作用的精微物质、宣发腠理和调节体温的卫气，以及由水谷所化精微充实于四肢所产生的能量；浊阴则包含有粪尿、营血和消化过程中的食物糟粕等。其走注的方向也不同，清阳向上向外走体表；

浊阴向下向内入脏腑。二者一表一里，一升一降，构成了表里相济、升降平衡的对立统一关系，从而进行着正常的新陈代谢活动，以维持机体的生命活动和发育成长。

必背 阳气者，若天与日，失其所①，则折寿而不彰②。故天运当以日光明，是故阳因而上，卫外者也。（《素问·生气通天论》）

【注】

①失其所：所，处所，地方，即所在的部位。指阳气运行失常。

②折寿而不彰：折寿，损害寿命。彰，彰显、明亮。

【释】 阳气和人体的关系，就像天空和太阳的关系一样。如果人体内的阳气运行失常，就会在不知不觉中缩短人的寿命。所以，天体的运行，一定要以太阳来照耀，才能光明。因此，人的阳气也顺应天空中的太阳而向上向外行于体表，起着卫护身体、抵御外邪的强大作用。

【按】 本条用天空中的太阳来比喻人体中阳气在生理上的重要作用。

从原文分析，阳气的功能主要有两个方面：一是能温煦机体；二是能抗御外邪。因此，人的体温维护和抗病能力，与阳气有着密切的关系。《灵枢·本脏》说的"卫气者，所以温分肉"和《素问·生气通天论》指出的"阳气固，虽有贼邪，弗能害也"等，更具体地说明了这个问题。

关于原文中"阳因而上"的"上"，并不专指头面部，就内外而言，外也是在内之上。所以阳气主要还是行于体表。

必背 阴者，藏精而起亟①也；阳者，卫外而为固也。阴不胜其阳，则脉流薄疾②，并乃狂③；阳不胜其阴，则五脏气争④，九窍不通。（《素问·生气通天论》）

【注】

①亟（qì气）：屡次，经常。王冰注："亟，数也。"

②薄疾：薄，迫近。疾，急数。

③并乃狂：并，合并。狂，狂躁不安。意为阳邪并入阳分，阳热亢盛，而致神志狂乱。张介宾注："并者，阳邪入于阳分，谓重阳也。"

④五脏气争：争，失和之意。指五脏气机失和，功能失调。高世栻注："争，彼此不和也。"

【释】阴精贮藏于内，但需要不断地将这些精气输送到全身各处；阳气卫护体表，但需要不断地将腠理密固以抗御外邪。如果阴气衰弱不能制伏亢盛的阳气，就会出现脉中气血流动急迫的现象；若阳邪再并入到阳分，就会使人狂躁不安。如果阳气衰弱不能制伏亢盛的阴气，就会出现五脏气机失和，而使九窍功能失常。

【按】本条主要说明阴阳二气在人体内的功能，以及阴阳偏盛偏衰所造成的病机变化。

原文中的"阴不胜其阳""阳不胜其阴"，应理解为阴虚阳亢，或阳虚阴盛的病证。阴虚阳亢，是由体内精血不足，化燥生热而成。阳热灼动血脉，则脉急而数；上扰神明，则病人狂躁不安。阳虚阴盛，是因阳气不足，失去温煦而产生的虚寒证，气虚精血不化，加之寒邪内阻，故精气不能奉养官窍，则九窍的功能失常。

必背 阴味出下窍，阳气出上窍。味厚者为阴，薄为阴之阳。气厚者为阳，薄为阳之阴。味厚则泄，薄则通。气薄则发泄，厚则发热。壮火①之气衰，少火②之气壮。壮火食气③，气食④少火。壮火散气，少火生气。气味辛甘发散为阳，酸苦涌泄为阴。(《素问·阴阳应象大论》)

【注】

①壮火：指药食气味纯阳者而言。

②少火：与壮火相对，指药食气味温和者而言。

③食气：食，同"蚀"，消耗之意。气，指正气。

④食（sì四）：义同"饲"，供养、滋养之意。

【释】 食物有五味，属阴，其性趋下，所以从下窍排泄出去；大气无形体，属阳，其性向上，所以从上窍呼吸出入。食物或药物，味厚者是纯阴，而味薄的则为阴中之阳；气厚者是纯阳，而气薄的则为阳中之阴。凡味厚的均可泻下，而味薄的能够通利。气薄的能发汗宣泄，气厚的可助阳生热。药食气味纯阳的壮火之品能使正气衰弱，而平和的少火之品能使正气强固。壮火之品能够消耗正气，正气需要依靠少火之品的滋养。壮火损伤正气，少火资生正气。气味之中，辛甘的属阳，有发散的功效；酸苦的属阴，有涌泄的作用。

【按】 本条以饮食物的味、气所归，联系到药物的性味功能，并用阴阳、升降、浮沉的性质，对药食进行了分类。此外，原文还阐述了阳气、正气的相互为用关系，以及壮火"散气""食气"的机理。

在饮食方面，凡含有油腻的食物，如肉类等，皆属味厚之品；清淡的食物，如菜蔬之类，谓之味薄。这些食品易滑肠下行，故言"阴味出下窍"。

关于药物气味的厚薄及其作用，马莳曾进行过详解。他说："惟味之厚者为纯阴，所以用之则泄泻其物于下。如大黄气大寒，味极厚，为阴中之阴，主于泄泻是也。味之薄者为阴中之阳，所以用之则流通，不至于泄泻也。如木通、泽泻，为阴中之阳，主于流通是也。气之薄者为阳中之阴，所以用之则发其汗于上，如麻黄为气之薄者，阳也，升也，故能发表出汗。气之厚者为纯阳，所以用之则发热，不止于发汗也。如用附子，则大热之类。"

此外，原文中提到的"少火"，指气味平和的药食之品，有温煦、资生正气的作用，所以说"少火生气"。少火资生正气的过程，也是其自身不断消耗而需要不断被补充的过程，故又言"气食少火"。如果过用药食纯阳的壮火之品，则使体内的阳气亢盛，会不断损伤人体的正气，即"壮火食气"，不仅无益，还会引发各种疾病，故强调"壮火散气"。

帝曰：善，五味阴阳之用何如？岐伯曰：辛甘发散为阳，酸苦涌泄为阴，咸味涌泄为阴，淡味渗泄为阳。六者或收或散，或缓或急，或燥或润，或耎或坚，以所利而行之①，调其气②使其平也。（《素问·至真要大论》）

【注】

①以所利而行之：以，用或按照的意思；所利，指对治疗疾病有利之药；行之，指进行治疗。

②气：指五脏之气（依张志聪注）。

【释】黄帝说：药食有五味，各分阴阳，它们的作用如何？岐伯回答：药食味辛甘的属阳，有发散作用；药食酸苦的属阴，有涌泄作用。咸味能涌吐泄下，属阴；淡味可渗湿利尿，属阳。辛甘酸苦咸淡六味，分别有收敛、发散、缓急、攻下、燥湿、濡润、软坚、散结等功效，临证时可以按照疾病情况选择对于身体有利的药物或食物进行配制，调理五脏气机而使脏腑气血归于平和。

【按】本条进一步讨论了药食气味的阴阳属性及其主要功能。

辛主散，甘主缓，酸主收，苦主坚，咸主软，这是五味的主要功能。辛甘发散、酸苦咸涌泄、淡味渗泄，是六味的主要作用。后世关于药食气味、功能的论述及运用，都是依此作为基础，是药疗和食治的理论基础。

藏象学说是中医学的基础理论之一，用于研究人体的生理功能、疾病变化，并作为辨证论治的理论依据。

《内经》中称体内的脏腑及其功能活动的各种表现为"藏象"。藏，指藏于体内的内脏，包括五脏六腑、奇恒之腑等；象，乃形象，是指脏腑的实质形象以及脏腑内在活动表现在外的生理现象与疾病表现，还包括人体五脏与天地四时的通应之象，如心，"其华在面""通于夏气"，而肝"其华在爪""通于春气"等。这充分说明，中医的藏象学说虽然也有解剖学基础，但它的生理病理并不完全局限于脏腑本身，其绝大部分包括了脏腑所属范围内的气化功能。如以脾为例：中医认为脾主运化，主统血，主肌肉四肢，其荣在唇，开窍于口等，显然与现代医学中脾脏的功能不尽相同，也就是说，它除具有现代医学脾的功能之外，还概括了消化系统、排泄系统和内分泌系统的部分作用。因此，不能单纯地用现代医学的解剖学、生理学、病理学、组织胚胎学观点加以理解。

若夫八尺[1]之士，皮肉在此，外可度量切循而得之[2]，其死可解剖而视之。其脏之坚脆[3]，腑之大小，谷之多少[4]，脉之长短，血之清浊，气之多少……皆有大数。(《灵枢·经水》)

【注】

①八尺：为人身高长度的概数。

②外可度量切循而得之：外，指体表。度量，用尺计算，测量长短。切，按摸。循，依顺或沿着。切循，指沿着身体自然标志，用手按摸计算长短。

③坚脆：指坚实或脆弱。

④谷之多少：指六腑受盛水谷的数量。

【释】倘若一个人的身体发育正常，有皮有肉，医者就可以从体表上用尺去度量，用手来按循计算其长短。如果这个人死了，可将其解剖而进行观察，了解五脏中何脏坚硬，何脏脆弱，测量六腑的形态大小，以及能盛受多少水谷，每条经脉的长短，血清血浊，气多气少等情况，都有一个基本的标准。

【按】本条记载了我国古代医者，早在两千多年前对人体进行解剖的情况。从内容来看，虽然尚属大体解剖范畴，但说明《内经》中关于脏腑的论述，是以实践观察和测量计算为基础的，有一定的科学依据，值得我们重视。

必背 所谓五脏者，藏精气而不写①也，故满而不能实②。六腑者，传化物而不藏，故实而不能满③也。所以然者，水谷入口，则胃实而肠虚；食下，则肠实而胃虚。故曰实而不满，满而不实也。（《素问·五脏别论》）

【注】

①写：同"泻"。

②满而不能实：满，充满，指精气而言。实，充实，指的是水谷。此言五脏内藏精气宜盈满，但不像肠胃那样以水谷来充实它。

③实而不能满：指六腑只可容纳、充实水谷之物，但不像五脏那样精气盈满。

【释】所说的五脏，其功能是贮藏精气而不是输泻水谷的，所以它只能充满精气，而不能积实水谷之物。六腑的功能，是传送、消化食物，而不贮藏精气，所以它只能使胃肠充实，但不能像五脏那样经常保持精气满盈。这是因为水谷经口入于胃中，则胃中充实而肠中空虚；食物继续下行，则肠中充实而胃中又出现空虚。所以说，六腑是实而不能满，五脏是满而不能实的。

【按】本条指出了五脏六腑在功能上的区别。五脏的主要功能是贮藏精气，而六腑则是消化食物、吸收营养和传送糟粕。二者一藏一泻，一满一实，相互为用，从而形成了机体内在环境的对立统一关系。这和现代医学生理学说的论述基本相同。

五脏者，所以藏精神、血气^①、魂魄^②者也；六腑者，所以化水谷而行津液者也。（《灵枢·本脏》）

【注】

①精神、血气：是营养机体、维持生命活动的重要物质。如《灵枢·本脏》云："人之血气精神者，所以奉生而周于性命者也。"

②魂魄：指人的精神活动和知觉反射的技能（依张介宾注）。《素问·宣明五气》曰："肝藏魂""肺藏魄"。

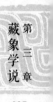

【释】五脏是用来贮藏精神、血气、魂魄的器官；六腑是用来传化水谷、运行津液的器官。

【按】本条与上条原文同为论述五脏六腑的生理功能。不过本条进一步指出了精神、血气、魂魄是五脏贮藏的主要物质，而消化、传导水谷，化生津液，则是六腑的主要功能。

这里值得说明的是，"魂魄"（精神活动和知觉反射）虽属于大脑的功能，然而中医学认为，脑与诸脏有关，只有脏腑的功能和调，精气旺盛，脑府得以滋养，其神志才能正常。这正是中医整体观念的具体表现。

◎必背 心者，君主①之官也，神明出焉②。肺者，相傅③之官，治节④出焉。肝者，将军⑤之官，谋虑⑥出焉。胆者，中正⑦之官，决断⑧出焉。膻中⑨者，臣使⑩之官，喜乐出焉。脾胃者，仓廪⑪之官，五味出焉。大肠者，传道之官，变化出焉。小肠者，受盛⑫之官，化物⑬出焉。肾者，作强⑭之官，伎巧⑮出焉。三焦者，决渎⑯之官，水道出焉。膀胱者，州都⑰之官，津液藏焉，气化⑱则能出矣。（《素问·灵兰秘典论》）

【注】

①君主：指一个国家的最高首领。古人认为心是人生命活动的主宰，在五脏六腑中占有重要的统领地位，故以"君主"比喻。

②神明出焉：神明，指人的思维、意志和整个精神活动。焉，这里作合音词"于此"解。下同。"神明出焉"就是"神明出于此"。

③相傅：古代的官职名称。相，为宰相；傅，为太傅、少傅。相傅位居君主之下，百官之上，因肺与心同居膈上，肺主气、朝百脉，能够佐心运行气血，营养周身诸脏，故以"相傅"比喻。

④治节：即治理调节。古人认为君主"无为而治"，具体工作要由宰相来做。因肺能助心运行气血，调节治理诸脏的功能活动，故称"治节"。

⑤将军：武官。古代武官性情多刚烈暴躁，好动而难静，犹

如勇猛善战的将军，故以此来比喻肝的生理特点。

⑥谋虑：智谋和由近及远、推想未来的思考能力。

⑦中正：官名。据考证，陈胜称王时，设中正官，晋、南北朝沿袭其名，主管考核人品，故又称"九品中正"。这里用"中正"，主要说明胆有不偏不倚、刚直不阿之性。

⑧决断：即决定判断的意思。

⑨膻（dàn旦）中：指心包络。《灵枢·胀论》云："膻中者，心主之宫城也。"其又指膻中穴，如王冰注："膻中者，在胸中两乳间，为气海也。"

⑩臣使：指君主的近臣。明代李中梓说："贴近君主，故称臣使。脏腑之官，莫非王臣，此独泛言臣，又言使者，使令之臣，如内侍也。"因膻中为心之包络，代君行令，替君受邪，故有此称。

⑪仓廪（lǐn凛）：指藏储粮食的仓库。《礼记·月令》云："谷藏曰仓，米藏曰廪。"

⑫受盛（chéng成）：受，承受、接受；盛，容纳之意。

⑬化物：化，分化。化物，即分化食物，指小肠分清别浊的作用。

⑭作强：动作强劲有力。吴昆注："作用强力也。"因肾主骨生髓，肾气足则骨坚髓满，肾气不足则骨软髓消，故机体的强力与肾有密切关系。

⑮伎巧：伎，同"技"。指机体各种巧妙的技能。张志聪说："肾藏志，志立则强于作用，能作用于内，则伎巧施于外矣。"

⑯决渎：疏通水道。张介宾注："决，通也；渎，水道也。上焦不治，则水泛高原；中焦不治，则水留中脘；下焦不治，则

水乱二便。三焦气治，则脉络通而水道利，故曰决渎之官。"

⑰州都：水中陆地，此处指水流聚汇之地。张介宾云："膀胱位居最下，三焦水液所归，是同都会之地，故曰州都之官，津液藏焉。"《说文》云："水中可居曰州。"

⑱气化：气，指气海之气；化，为施化（依王冰解）。气海之气推动膀胱中的尿液向体外排出，是为"气化"，所以气化就是指膀胱收缩排尿的功能。

【释】如果把人的身体比成一个国家，那么心就如同国君一样重要，人的精神意识思维活动都由心所主。肺好比是辅助君主的宰相，治理调节周身气血的运行。肝像勇猛善战的将军，主管思虑谋略。胆如同中正不阿的判官，有决定判断的能力。膻中好比是君主的近臣，传达喜乐情志。脾胃象征管理粮仓的官吏，人体的营养物质（五味）都是从这里向外输送的。大肠象征主管运输的官吏，食物的糟粕由它传导，变成粪便，排出体外。小肠象征受盛物品的官吏，由胃传来的腐熟食物，由它分清别浊，将水液渗到膀胱中贮存，将糟粕传到大肠中去"变化"，其精华自己吸收，以输送周身，营养各部。肾象征作用强劲有力的官吏，主管技巧能力。三焦象征疏通沟渠的官吏，主管体内水液的流通。膀胱象征掌管水库的官吏，三焦的水液都流归到这里，气化以后而变为尿液，排出体外。

【按】本条原文以古代朝廷官职作为比喻，阐述了五脏六腑的生理功能。

五脏六腑中，之所以把"心"放到首位，称之为"君主之官"，主要是因为心和大脑有着密切的关系，而其他脏及周身组织，均要受脑神经所支配。此外，肝的"谋虑"、胆的"决断"、膻中的"喜乐"等，皆属情志变化，是脑的功能在脏腑生理上的反映。这种神志分属内脏的学说，是中医学的特点之一，在中医研究病因和辨证论治等方面，都具有一定的指导意义。

关于"肾者，作强之官，伎巧出焉"，有人从肾的生殖功能方面解释。如王冰说："肾者，强于作用，故曰作强；造化形容，故云伎巧。在女则当其伎巧，在男则正曰作强。"马莳更明确指出是"男女构精，人物化生"的作用。王冰注符合中医对肾的主要功能的认识，可供参考。

肺合①大肠，大肠者，传道②之腑。心合小肠，小肠者，受盛之腑。肝合胆，胆者，中精③之腑。脾合胃，胃者，五谷之腑。肾合膀胱，膀胱者，津液④之腑也。少阳⑤属肾，肾上连肺，故将两脏⑥。三焦者，中渎⑦之腑也，水道出焉，属膀胱，是孤之腑⑧也。是六腑之所与合者。（《灵枢·本输》）

【注】

①合：配合，有连属的意思。下同。

②传道：道，音义皆与"导"同。传导，即输送。

③中精：胆为中正之官，贮藏清净之精汁（胆汁），故谓"中精之腑"。

④津液：此处亦指尿液。

⑤少阳：少阳，《太素》作"少阴"，可从。一说，少阳，指手少阳三焦经。

⑥将（jiàng酱）两脏：将，统率的意思。此指肾能统率三焦

与膀胱两脏。

⑦中渎：指中央渠道。

⑧孤之腑：因三焦没有与其相合之脏，故言"孤之腑"。

【释】脏腑的表里关系是，肺和大肠相配合，大肠是传送糟粕之腑。心和小肠相配合，小肠是盛受由胃中腐熟后的食物，再次进行消化、吸收的器官。肝和胆相配合，胆是贮藏精汁之腑。脾和胃相配合，胃是受纳、腐熟五谷之腑。肾和膀胱相配合，膀胱是储藏化为尿液的器官。少阴属肾，肾经的分布，上连于肺，所以足少阴肾经能统率肾与肺两脏。三焦是体内的中央渠道，为全身水液通行的途径，和膀胱相通。三焦没有和它相合的脏器，所以称之为孤腑。这就是六腑与五脏的配合关系。

【按】本条主要阐述了五脏六腑的配偶关系。凡相配合的脏腑，如肺与大肠、心与小肠、肝与胆、脾与胃、肾与膀胱等，中医又称为表里关系。脏腑的表里关系是通过两个脏腑之间的经络相连接的。如肺手太阴之脉"起于中焦，下络大肠"，而大肠手阳明之脉亦"下入缺盆，络肺"，其他脏腑的经脉亦如此。

此外，相表里的脏腑，在生理功能上也存在着相互资生和相互为用的关系。例如，脾与胃在生理上的功能是脾主运化，胃主受纳，脾性湿而主升，胃性燥而主降。只有脾湿胃燥，水谷才能腐化，并经脾气的升清作用，将其精微上归于肺，复经胃气下降之能，其糟粕方可下注于肠间，而排出体外。二者相辅相成，共同实现其升清降浊的生理功能。其他表里脏腑亦都存在着相互为用的关系。

必背 心者，生之本，神之变①也，其华在面②，其充在血脉③，为阳中之太阳④，通于夏气。肺者，气之本，魄⑤之处也，其华在毛，其充在皮，为阳中之太阴⑥，通于秋气。肾者，主蛰⑦，封藏之本，精之处也，其华在发，其充在骨，为阴中之少阴⑧，通于冬气。肝者，罢极之本⑨，魂之居也，其华在爪，其充在筋，以生血气，其味酸，其色苍，此为阳中之少阳⑩，通于春气。脾、胃、大肠、小肠、三焦、膀胱者，仓廪之本，营之居也，名曰器⑪，能化糟粕，转味而入出者也，其华在唇四白⑫，其充在肌，其味甘，其色黄，此至阴之类，通于土气。凡十一脏，取决于胆⑬也。(《素问·六节藏象论》)

【注】

①神之变：神智从这里变化而出。

②其华在面：华，五色的光华。此指心的光华表现在颜面上。

③其充在血脉：充，充实。因心主血脉，所以心能使血脉充实。

④阳中之太阳：《素问·金匮真言论》云："背为阳，阳中之阳，心也。"因为心属火，故这里称之为太阳。

⑤魄：属于精神活动的一部分。如《灵枢·本神》说，"并精而出入者谓之魄"，又，《玉篇》曰，"魄，人之精爽也"。孔颖达认为："初生之时，耳目心识，手足运动，此魄之灵也。"总之，古人认为人耳目的感觉、手足的运动等，皆是魄的作用。

⑥太阴：《甲乙经》《太素》均作"少阴"。当从。

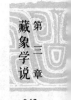

⑦主蛰（zhé哲）：蛰，指冬季藏伏土中冬眠的虫。因肾主水，其性闭藏，故言"主蛰"。

⑧少阴：《甲乙经》《太素》均作"太阴"。当从。

⑨罢（pí疲）极之本：罢，音义同"疲"，疲劳倦怠之意。罢极之本即肝是耐受疲劳的根本。《说文》有："燕人谓劳曰极。"因肝主筋，而筋又主管运动，所以运动过力，筋必疲极。

⑩阳中之少阳：《甲乙经》《太素》均作"阴中之少阳"。当从。

⑪器：器，器皿。以此比喻脾、胃、大肠、小肠、三焦、膀胱等脏，像器皿一样，受纳腐熟水谷，转输五味，并能吸取食物中的精微和排泄糟粕的作用。

⑫唇四白：指口唇四周的白肉。

⑬取决于胆：因胆为少阳升发之气，其他脏皆赖此气相助，故言"取决于胆"。

【释】心是生命的根本，神智从这里变化而出；它的精气显示在颜面上，则颜面光华，它的精气注输血脉里，则血脉充实，为阳中之太阳，与夏气相通应。肺是气的根本，是魄所藏之处；它的精气直达皮毛，使皮肤充实润泽，为阳中之少阴，与秋气相通应。肾主藏精，为闭藏精气的根本，是储藏精气之所；它的精气表现在头发上，则头发乌黑亮泽，它的精气注输于骨骼中，则骨髓充实，为阴中之太阴，与冬气相通应。肝是耐受疲劳的根本，是藏魂的地方；它的精气表现在爪甲上，则爪甲坚硬光华，它的精气注输于筋膜之间，则筋膜柔韧有力。肝又能生成血气，为阴中之少阳，与春气相通应。脾、胃、大肠、小肠、三焦、膀胱是受纳腐熟运化水谷的根本，是化生营气的地方，所以称之为"器"。这些脏腑的功能主要是把水谷的五味化成精华和糟粕，将精微输送各处以营养周身，将糟粕通过大肠、膀胱排出体外。脾的精华之气集中表现在口唇周围，使之红润；其精气又敷布于周身肌肤，使之丰满。脾属长夏至阴，与湿气相通应。以上十一个脏腑功能的盛衰，与胆的功能正常与否密不可分。

【按】本条主要阐述了五脏六腑的生理功能及其与四肢、皮肉、筋骨、血脉等组织的关系。其中"脾、胃、大肠、小肠、三焦、膀胱者，仓廪之本，营之居也，名曰器"的立论，颇与现代医学生理观点相近似，至于肝能"生血气"，也与现代医学认为肝的主要功能之一是物质代谢作用相同。其他，如心"充在血脉"，肺为"气之本"，肾是"精之处"，胃、大小肠的"化糟粕，转味而入出"等，都形象地概括了本脏的生理特点。特别是原文讨论了心和面、肺和毛、肾和发、肝和爪、脾和唇等关系，为中医论藏象的独特之处，在辨证论治上，具有重要的指导意义。

关于"凡十一脏，取决于胆也"一句，历代注家的观点不尽相同，各有侧重。王冰认为："胆者，中正刚断无私偏，故十一脏取决于胆也。"李杲《脾胃论》说："胆者，少阳春升之气，春气升则万物安，故胆气春开，则余脏从之，所以十一脏皆取决于胆。"张介宾《类经》注："足少阳为半表半里之经，亦曰中正之官，又曰奇恒之腑，所以能通达阴阳，而十一脏皆取决乎此也。"可参。

心之合①脉也，其荣色②也，其主肾③也。肺之合皮也，其荣毛也，其主心也。肝之合筋也，其荣爪也，其主肺也。脾之合肉也，其荣唇也，其主肝也。肾之合骨也，其荣发也，其主脾也。（《素问·五脏生成》）

【注】

①合：配合。如心在里，脉在外，脏藏于内而象表现于外，故"心之合脉也"。余同此。

②其荣色：荣，含有正常应有的荣华润泽之意。指心的荣华是皮肤的颜色。

③其主肾：主，制约。指心火受肾水的制约。从五行生克关系来论，心属火，肾属水，即水克火之意。

【释】心的外合是脉，它的荣华表现在面部的色泽上，受肾水的制约。肺的外合是皮肤，它的荣华表现在毫毛上，受心火的制约。肝的外合是筋，它的荣华表现在爪甲上，受肺金的制约。脾的外合是肉，它的荣华表现在口唇，受肝木的制约。肾的外合是骨，它的荣华表现在头发上，受脾土的制约。

【按】本条叙述了五脏相克的关系和五脏与五体的相互联系。

心合脉，肺合皮，肝合筋，脾合肉，肾合骨。其道理是，因心主血脉，血循于脉中，而脉与心相连；肺主宗气，散精以滋养皮肤；肝主藏血，血养筋；脾主运化水谷精微，以滋养肌肉；肾主藏精，精生髓，髓养骨。至于心之华在面，肺之华在毛，肝之华在爪，脾之华在唇，肾之华在发，乃是表现五脏之精气滋养各部，使之保持正常生理色泽的关系。这些在疾病的诊断上，都有重要的参考价值。如"肝之华在爪"，临床上常见患有肝病之人，其爪甲往往瘪陷、燥裂；"脾之华在唇"，从唇的色形变化可以诊断脾所主之病，唇白无色为亡血，唇反证出现为脾气败绝；因"肾之华在发"，若见头发脱落、色泽枯槁，则多属肾中精气亏虚。此外，颜面色泽、皮毛与心肺的关系亦是如此。

本条文用"主"来说明五脏之间的制约关系。"主"，就是五行中的相克关系，从中表现了五脏之间存在相互制约的规律性。

　　肺气通于鼻，肺和①则鼻能知香臭矣；心气通于舌，心和则舌能知五味矣；肝气通于目，肝和则目能辨五色矣；脾气通于口，脾和则口能知五谷矣；肾气通于耳，肾和则耳能闻五音矣。五脏不和则七窍②不通，六腑不和则留为痈③。（《灵枢·脉度》）

【注】

①和：和调，指功能正常。下同。

②七窍：指耳、目、口、鼻。

③痈：指痈毒类疾患。凡肿疡表现为红肿热痛、局部高起、周围界限清楚，未成脓前无疮头而易消散、已成脓易溃破、疮口易敛者，均称为"痈"，多由气血受毒邪所困、留止不通而形成。

【释】 由于经脉贯通和滋养的结果，使五脏与七窍密切联系。肺气通于鼻，肺的功能和调，则鼻能辨别香臭；心气通于舌，心的功能和调，则舌能辨别五味；脾气通于口，脾的功能和调，则口能辨别五谷的滋味；肾气通于耳，肾的功能和调，则耳能闻五音。假如五脏功能失去和调，就会使七窍的功能发生异常改变。倘若六腑的功能不和，营气运行不畅，则气血壅滞于皮肤腠理之间，可发生痈肿病患。

【按】本条指出五脏与七窍的正常生理关系。由于七窍各与五脏相通，因此，当脏腑发病时，常常可在其所属的官窍上反映出来，如肝热目赤、肾虚耳鸣等。这对临床判断疾病的所在与病性的寒热虚实，有一定的参考意义。

必背　诸脉①者皆属②于目，诸髓者皆属于脑，诸筋者皆属于节③，诸血者皆属于心，诸气者皆属于肺，此四支八溪④之朝夕⑤也。故人卧血归于肝，肝受血而能视，足受血而能步，掌受血而能握，指受血而能摄⑥。（《素问·五脏生成》）

【注】

①诸脉：指十二经脉。

②属：即连接的意思，又有聚会之意。

③节：指骨节。

④八溪：溪，《中国医学大辞典》说："小分之肉，连于筋骨者，曰溪。"八溪，指臂部的肘与腋、腿部的胯与腘，两侧共八处。

⑤朝夕：即潮汐，海水早涨曰潮，晚涨曰汐。比喻人体气血运行于四肢八溪，犹如潮汐般有规律，循环往返。

⑥摄：指取物为。

【释】人体所有的经脉，都和眼睛相联系；所有的精髓都与脑府相连；所有的筋都和骨节相联接；所有的血液都统属于心；所有的气都汇聚于肺。这些气血在人体的四肢、八溪处运行，有如潮汐般有规律而出入不休。所以，当人静卧的时候，血液归藏于肝脏，而肝得到血液的滋养以后，才能使目视物；足得到血的滋养以后，才能行走；手掌得到血液的滋养以后，才能发挥握力；手指得到血液的滋养以后，才能取物。

【按】本条着重论述了脉、髓、筋、血、气和目、脑、节、心、肺的关系。同时，还指出了肝主藏血的生理功能和血液在机体循环中的作用。原文虽然只提到了目、足、掌、指要靠血液的滋养，但是结合其他经文不难看出，古人已经认识到了血液在人体内流动运行诸经，有内滋五脏六腑和外濡四肢百骸的重要作用。

必背 心主汗，肝主泣^①，肺主涕，肾主唾^②，脾主涎，此五液所出也。（《灵枢·九针论》）

【注】

①泣：眼泪。

②唾：唾液。

【释】心脏主管汗液，肝脏主管眼泪，肺脏主管涕液，肾脏主管唾液，脾脏主管涎液，这就是五液所出的处所。

【按】五液虽来源于水谷，但其生化各与五脏有关。汗为津液之余，因为心主血，而血液中又包含有大量的津液，又心属火，火热能蒸发汗液外泄，故心主汗；眼泪出于目，肝开窍于目，所以肝主泣；涕出于鼻，肺开窍于鼻，所以肺主涕；肾脉"循喉咙，夹舌本"，唾液出于舌下，所以肾主唾；涎出于口，脾开窍于口，所以脾主涎。至于唾液和涎液之区分，从《内经》所论来看，唾液为正常的口腔分泌物，属肾；涎为脾虚所致，是病态的反映，所以小儿流涎水，当责之于脾。

肝恶①风，心恶热，肺恶寒，肾恶燥，脾恶湿，此五脏气所恶也。（《灵枢·九针论》）

【注】

①恶（wù务）：即憎厌。

【释】肝厌恶风邪，心厌恶热邪，肺厌恶寒邪，肾厌恶燥邪，脾厌恶湿邪，这就是五脏之气所厌恶。

【按】本条集中讨论了五脏所厌恶。五脏所恶是和内脏本身功能及病邪性质分不开的。因肝主筋，风性善动，感之则可引起筋脉挛急，故肝恶风，治以息风；心主血脉，热能动血伤络，故心恶热，治以清热；肺主气，感寒则气收而不宣，故肺恶寒，治以辛散；肾为水脏，其性喜润，燥之则水竭，所以肾恶燥，治以甘润；脾主运化水湿，其性喜燥，若伤湿则可抑阳困脾，所以脾恶湿，治以燥湿。可见，五恶不仅与发病有关，同时亦为临床辨证用药提供了依据。

必背 食气入胃，散精①于肝，淫气于筋②。食气入胃，浊气③归心，淫精于脉。脉气流经，经气归于肺，肺朝百脉④，输精于皮毛。毛脉合精⑤，行气于府，府精神明⑥，留于四脏⑦，气归于权衡⑧。权衡以平，气口成寸⑨，以决死生。饮入于胃，游溢⑩精气，上输于脾，脾气散精，上归于肺，通调水道，下输膀胱。水精四布，五经⑪并行，合于四时五脏阴阳，揆度⑫以为常也。（《素问·经脉别论》）

【注】

①散精：散，输散、传送；精，指水谷化生的精微物质。

②淫气于筋：淫，浸淫滋养。谷食所化生精微之气，散入于肝，以滋养于筋络。

③浊气：指水谷精气的浓稠部分。王冰注："浊气，谷气也。"张介宾谓："浊，言食气之厚者也。"

④肺朝百脉：朝，朝会、朝向之意。百脉朝会于肺。王冰注："肺为华盖，位复居高，治节由之，故受百脉之朝会也。"

⑤毛脉合精：即气血相合。如张介宾说："肺主毛，心主脉；肺藏气，心生血。一气一血，称为父母，二脏独居胸中，故曰毛脉合精。"

⑥府精神明：即经脉中的气血运行正常而不紊乱。府，指经脉，一说指膻中心包络，一说指六腑。

⑦留于四脏：指精气留在肺、脾、肝、肾四脏。

⑧气归于权衡：权，秤砣。衡，秤杆。权衡，为估量轻重、多少之意。指精气在输布过程中都要按照生理上正常的要求，充实经脉，不能偏多，也不能偏少。

⑨气口成寸：气口，又称寸口，是中医切脉的部位。指各个脏器的精气充实以后，达到平衡的生理要求，其精气都会集中表现在寸口脉上。

⑩游溢：即散布的意思。吴昆注："游，流行也。溢，涌泄也。"

⑪五经：指五脏的经脉。

⑫揆（kuí魁）度：揆，估计。度，衡量。

【释】 水谷之精微同源而殊途。谷食之物入胃经消化后，其所化生的精微部分输散到肝里保存，然后滋养筋络。其浓浊部分，注入于心，化赤而为血。血被心脏输送到血脉之中。在血脉中流动的气血即"脉气"，又流入到经脉里，称之"经气"。经气回归到肺，百脉朝会于肺，并经肺的加工，又变成精气而输送到周身以濡润皮毛。肺和心气血相合，流注于经脉之中而保持气血正常运行。其余的精气，便留存于肺、脾、肝、肾四脏之中，使五脏的精气达到协调、平衡，然后显现在气口上。诊此可以决定死生顺逆。水类的饮品入于胃中，经消化后，将精气散布到脾，脾气升清又散布精气，向上归到肺，经肺气的宣发肃降作用，使水道通畅，而体内无用的水分，便下输到膀胱。这样一个水液输散过程，会使水液精气布满周身，流注于五脏的各个部分。这是要符合四时五脏阴阳变化规律的，宜经常测度估量它的变化，以保持正常的生理循环过程。

【按】本条主要阐述了饮食物在体内输布、循环和排泄的过程。

食物和水在体内的消化、循环过程有所不同。从原文的内容来看，前半部分主要谈的是血液的循行。其中指出，食气化生血液，一部分要储藏在肝，而濡养筋络；其主要部分注入于心，环流在脉中。心脏里面的血液环流过程是，从心→脉（脉气）→经（经气）→肺→皮毛。这和现代医学的大小循环相近似。原文的后半部分，集中讨论了饮入水的吸收与环流过程。经文指出，水入于胃，胃散布分离出来的水精之气，通过脾的运化，上归于肺，并经肺的宣发，布散于周身，以滋养五脏六腑、四肢百骸。其多余无用的水分，经肺气宣降的作用，下输膀胱而排出体外。这个水液代谢的过程，对中医认识和治疗某些水气病（水肿）有重要的指导意义。例如，外感风湿，邪气束肺，宣降失常而引起的水肿病，症见水肿，胸闷，恶寒或咳喘，宜宣肺利湿法治之，每易获效。至于脾虚失运，湿气郁滞为肿者，证兼气短乏力，食少纳呆或便溏，用健脾利湿法，疗效亦佳。

　　胃者，五脏六腑之海也，水谷皆入于胃，五脏六腑皆禀气于胃①。五味各走其所喜：谷味酸，先走肝；谷味苦，先走心；谷味甘，先走脾；谷味辛，先走肺；谷味咸，先走肾。谷气②津液已行，营卫大通，乃化糟粕，以次传下③。（《灵枢·五味》）

　　【注】

　　①五脏六腑皆禀气于胃：禀，受也。指五脏六腑禀受胃所消化的精微之气。

　　②谷气：指水谷之精气。

　　③以次传下：指按次序由上而下将糟粕物排出体外。

　　【释】胃在人体中非常重要，它是五脏六腑营养物质汇聚的地方，一切饮食物都要先进入胃中，五脏六腑皆禀受胃消化后的精气，而发挥其机能活动。五味入五脏，各有所喜，味酸的先入肝，味苦的先入心，味甘的先入脾，味辛的先入肺，味咸的先入肾。五谷的精气与其所化生的津液运行周身，使营卫之气畅通，其中的废料化为糟粕，按次序从上而下排出体外。

　　【按】本条论述了胃在人体中的重要作用。因为"五脏六腑皆禀气于胃"，所以后世医家将脾胃视为"后天之本"，并有"得胃气则生，失胃气则亡"的理论，判断疾病的预后顺逆。

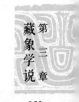

原文中的"五味各走其所喜"，在中医临床用药或饮食调养等方面，有着重要的指导意义。如甘能入脾，所以脾虚的病证，要采用甘温之品以补之。

上焦出于胃上口[①]，并咽以上[②]，贯膈而布胸中，走腋[③]，循太阴之分而行，还至阳明，上至舌，下足阳明，常与营俱行于阳二十五度，行于阴亦二十五度[④]，一周也，故五十度而复大会于手太阴[⑤]矣……中焦亦并胃中，出上焦之后[⑥]，此所受气者，泌糟粕，蒸津液，化其精微，上注于肺脉，乃化而为血，以奉生身……下焦者，别回肠[⑦]，注于膀胱而渗入焉。故水谷者，常并居于胃中，成糟粕而俱下于大肠，而成下焦，渗而俱下，济泌别汁[⑧]，循下焦而渗入膀胱焉……上焦如雾[⑨]，中焦如沤[⑩]，下焦如渎[⑪]。(《灵枢·营卫生会》)

【注】

①上焦出于胃上口：胃上口，即胃上脘。上焦为肺所居，所以上焦的功能多与肺的功能相同。它主司宗气，能推动和运行中焦所化的精微物质于全身上下。其气布散始于胃上，故而言之。

②并咽以上：并，合并。以，连词，同"而"。

③走腋：指上焦之气横走腋下。

④行于阳二十五度，行于阴亦二十五度：《内经》认为，气血运行机体一周为五十度。白天行阳，为二十五度，夜间行阴，亦为二十五度。

⑤复大会于手太阴：十二经气血从手太阴肺经开始，行一周以后又回到手太阴肺经。

⑥出上焦之后：这里的"后"是指时间的先后而言。因卫气的性质慓悍滑疾，比营气先行，而营气又有合津液取汁化血的过程，所以它的出发时间在卫气之后。

⑦别回肠：别，分离。回，回肠，在小肠下段，上连空肠，下接大肠。食物在胃中消化以后进入小肠，当脐上水分穴处，分为两途：其一进入回肠成糟粕而排出体外；其二渗入膀胱，从前阴排出，故称为"别回肠"。

⑧济泌别汁：济，滤过。泌，如狭流也。别汁，分别清浊。指下焦的功能是过滤或从狭小孔道流通水液和分别其清浊。

⑨上焦如雾：形容上焦布散精微的功能如同雾露一般。

⑩中焦如沤（òu怄）：沤，浸泡、沤渍。指中焦脾胃腐熟水谷的功能如同沤渍食物。

⑪下焦如渎：渎，指水沟。形容下焦有如同水沟一样的排出糟粕的功能。

【释】上焦之气发于胃上口，并咽利喉而上行，穿过膈膜散布于胸中，横走腋下，沿着手太阴肺经之脉而下行，还回到手阳明大肠经。由此上行至舌，下交足阳明胃经。在正常的情况下，卫气与经脉中的营气一起在白天环行周身二十五周，夜间也循行二十五周，这样循行一昼夜为五十周次，所以五十周后又会合于手太阴肺经。

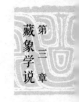

中焦之气亦和上焦一样，起于胃中，它的出发时间在上焦之后。中焦受纳水谷之气的作用是：泌别糟粕，蒸发津液，消化水谷的精微，向上注于肺中变化而赤成为血，奉养身体。

下焦的功能是，将饮食物分为两途：一是输送到回肠，由后阴排出；另将无用的水分，渗入膀胱。所以，水谷在正常的情况下贮存于胃中，经腐熟后，经小肠将其精华部分吸取，而糟粕部分下注于大肠；其水液部分，经渗透而下，滤过精微，分别清浊，沿下焦的道路而渗入到膀胱之中。

概括起来讲，上焦如雾露一样，从上灌溉周身；中焦能够沤渍腐熟食物，化生水谷精微以滋养各部；下焦像水流的渠道，以渗透水液，排泄糟粕。

【按】本条阐述了上中下三焦的部分功能。上焦包括心肺，它的主要功能是运行气血，施布精微，以濡养周身；中焦包括脾胃，其功能是受纳、腐熟水谷，以化生精、气、营、血等营养物质；下焦包括肝、肾、大小肠、膀胱等，主要功能是蒸津化气，排泄糟粕。

关于三焦的实质，历代医家看法不一。其争论的焦点是有形或无形的问题。《内经》论三焦有形体存在，如《灵枢·论勇》说，"勇士者……三焦理横……怯士者……其焦理纵"，对三焦显然是有所指。而《难经》侧重叙述功能，强调无形三焦的存在，如《难经·三十八难》说："所以腑有六者，谓三焦也，有原气之别焉，主持诸气，有名而无形，其经属手少阳。"后世医著，也多有论述，如《类经》说："三焦者曰中渎之腑，是孤之腑，分明确有一腑，盖即脏腑之外，躯体之内，包罗诸脏，一腔之大腑也。"《三因极一病证方论》说："三焦者，有脂膜如掌大。"《医学正传》载："三焦者，指腔子而言……其体有脂膜。"其均指出了三焦是有物存在，其观点是正确的。因为《内经》将三焦列为六腑之一，并反复强调它的功能，岂能无形。根据三焦包罗诸脏，功能之广，加之参考有关医学论著，我们认为有可能是指胸腔、腹腔中的脂膜而言，此尚待进一步研究。

三焦者，水谷之道路，气之所终始也①。上焦者，在心下，下膈②，在胃上口，主内③而不出。其治④在膻中，玉堂⑤下一寸六分，直⑥两乳间陷者是。中焦者，在胃中脘，不上不下，主腐熟水谷。其治在齐⑦旁。下焦者，当膀胱上口⑧，主分别清浊，主出而不内，以传道也，其治在齐下一寸。故名曰三焦，其府在气街⑨。（《难经·三十一难》）

【注】

①气之所终始也：意为三焦是气机活动的开始和结束的场所。

②膈：膈，即遮隔之意。因心下有横膈膜，以遮隔浊气。

③内：同"纳"。

④治：指治疗。

⑤玉堂：任脉经穴位，在胸骨正中线上，平第三肋间隙。

⑥直：为"当"或"对着"之意。

⑦齐：同"脐"。下同

⑧膀胱上口：实指水液渗入之处，并非言膀胱有上口。

⑨其府在气街：府，舍也，聚藏的地方。此言三焦汇聚于气街穴。

【释】三焦是机体受纳水谷、吸收营养、排泄糟粕的通路，为周身精气运行的终始。上焦位于心下至横膈膜的一段，在胃的上口，主受纳而不主排出。其治疗在膻中穴。膻中的部位在玉堂穴下一寸六分，正当两乳之间的凹陷处。中焦在胃的中脘处，不上不下。它的功能是主消化水谷，其治疗在脐旁的天枢穴。下焦在膀胱的上口处，其功能是分别清浊，排出糟粕而不主纳入，起着传导的作用。其治疗在脐下一寸处。所以合名为三焦，它们汇聚的地方在气街。

【按】本条指出了三焦的部位、功能和治疗的穴位。

原文论述的三焦部位与《灵枢》略有不同，其只言起始的部位而未论分布，故学习时可与上条参照。

必背 脑、髓、骨、脉、胆、女子胞①，此六者，地气之所生也，皆藏于阴而象于地②，故藏而不泻，名曰奇恒之腑③。夫胃、大肠、小肠、三焦、膀胱，此五者，天气之所生也，其气象天④，故泻而不藏，此受五脏浊气⑤，名曰传化之腑，此不能久留，输泻者也。魄门⑥亦为五脏使，水谷不得久藏。（《素问·五脏别论》）

【注】

①女子胞：指子宫而言，亦称"胞宫"。

②藏于阴而象于地：脑、髓、骨、脉、胆、女子胞，是贮藏精、神、气、血之腑，其功能像大地藏化万物一样。

③奇恒之腑：即异于寻常之腑。因奇恒之腑六者，功能似脏，形体似腑，似脏非脏，似腑非腑，异于寻常脏腑，故称奇恒之腑。

④其气象天：天体中的日月运行不已，而上述五腑消化食物、吸收营养和传送糟粕的功能不停，故言"其气象天"。

⑤受五脏浊气：指五腑接受五脏的精微物质。

⑥魄门：指肛门。因肺藏魄，而大肠包括肛门，又与肺相表里，故肛门称"魄门"。

【释】脑、髓、骨、脉、胆、女子胞六者，禀受地气之所生，内藏阴精，像大地生育着万物一样，滋养身体，所以是藏精而不外泄的，称之为奇恒之腑。胃、大肠、小肠、三焦、膀胱，这五者禀受天气之所生，它们的功能像天体运转不息一样地消化食物、吸收营养和排泄糟粕，所以是泻而不藏。它们都接受五脏精气的滋养，称为传化之腑。这些脏器受纳水谷之后，一方面把营养物质输送到五脏去，另一方面将糟粕排出体外，使其不能久留于内，及时输泄浊气。肛门的功能是受五脏气机升降的制约，它能使糟粕不得长时间停留在体内。

【按】本条概述了奇恒之腑（脑、髓、骨、脉、胆、女子胞）与传化之腑（胃、大肠、小肠、三焦、膀胱）在功能上的区别，也就是说，奇恒之腑藏阴精而不泻，传化之腑消化转输食物而不藏。

奇恒之腑的胆，中藏清汁，有别于其他五脏所传化之水谷浊物，所以它既是六腑之一，又是奇恒之腑。奇恒之腑在功能上皆属于脏的生理范畴，如心主神明（脑）、主脉，肾主骨、生髓、系胞等，所以它亦为机体内的重要器官之一。

必背 肾两者，非皆肾也，其左者为肾，右者为命门。命门者，诸神精之所舍，原气①之所系也，男子以藏精，女子以系胞②。故知肾有一也。（《难经·三十六难》）

【注】

①原气：即肾气。它发源于肾，藏之于丹田，为人生命活动的根本。

②胞：指女子胞。在怀孕期有养育胎儿的作用。

【释】肾有两枚，并非完全是肾，左边的为肾，右边的为命门。命门，是所有神气和精气所居之处，是原气所系的地方。男子用它来藏蓄精气，女子用它来联系子宫。所以可知肾只有一个。

【按】本节论述了肾与命门的区别及命门的部位和功能。

命门一词，最早见于《内经》，系指人的眼目而言。《难经》首开右肾为命门之说，并对其功能论述较详。宋代以后的医家学者，对命门十分重视，进一步肯定了它在生理上的作用。如张景岳提出："命门为元气之根，为水火之宅。"明代赵献可在其所著的《医贯》一书中，极倡"命门真火"之说，而朱丹溪亦谓，"人非此火，不能有生"。其皆视命门为重要的生殖之本。然而考历代著述，对其部位的论述欠详。有的认为，命门无形体存在，系属肾功能活动的一部分，即肾阳的作用；也有人认为，命门有形体存在，部位在两肾中间，其功能与肾阳的作用相似。至于本条"肾两者，非皆肾也，其左者为肾，右者为命门"的说法，指出命门主司人体生殖功能，意在强调命门在人生命活动中的重要性。后世医家对"命门"理论高度重视，在临床运用中不断发挥命门学说，促进中医命门理论的运用及发展。

诸十二经脉者，皆系于生气之原①。所谓生气之原者，谓十二经之根本也，谓肾间动气②也。此五脏六腑之本，十二经脉之根，呼吸之门③，三焦之原，一名守邪之神④。（《难经·八难》）

【注】

①生气之原：生气，指元气而言。此言元气的根源。

②肾间动气：指两肾之间所藏的真元之气。

③呼吸之门：门，关键。意为呼吸出入的关键。

④守邪之神：守，防御。此言肾气具有防御外邪进犯的作用。

【释】 十二经脉，都与元气相联系，而元气的根源，也就是十二经的根本，即肾间动气。它是五脏六腑、十二经之根本，是呼吸出入的关键，是三焦气化的动力，具有防御外邪进犯的作用，所以叫"守邪之神"。

【按】 此条指出肾气在人体生理上的重要意义。十二经脉之所以根源于肾，主要是在于肾阳的温煦作用，也就是说，五脏六腑和十二经脉，只有得此气之助，才能各自发挥其正常的生理功能。赵献可认为，"肾间动气"就是指命门之火而言。

两神相搏①，合而成形，常先身生，是谓精……上焦开发，宣五谷味，熏肤、充身、泽毛，若雾露之溉，是谓气……腠理发泄，汗出溱溱②，是谓津……谷入气满，淖泽③注于骨，骨属屈伸，泄泽④，补益脑髓，皮肤润泽，是谓液……中焦受气取汁，变化而赤，是谓血……壅遏⑤营气，令无所避，是谓脉。（《灵枢·决气》）

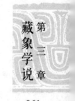

【注】

①两神相搏：两神，指男女二性。搏，交合之意。即男女交合的意思。

②溱溱（zhēn真）：溱，滋润之意。形容出汗的状态。

③淖（nào 闹）泽：淖，为满而外溢之意。泽，即濡润。

④泄泽：泄，渗出之意。意为渗出而润泽。

⑤壅遏：形容脉像隧道一样限制着营气的流行。

【释】男女两性交合后，结成一个新的形体，在新体未生之前的精微物质，叫精……上焦是主开通宣发，它布散五谷精微，温煦肌肤，充养身体，润泽毛发，如雾露灌溉般地滋养各部，这就叫气……腠理开泄，就会汗出溱溱，这叫津……食物入胃，化生的精气充满全身，濡润骨骼，使骨节的屈伸滑利，滋养脑髓，外润皮肤，叫液……中焦脾胃接受食物，吸收其中的精微，经复杂变化而成为红色液体，叫血……像隧道一样限制着营血流动，不使它妄行，这叫脉。

【按】本条原文阐述了精、气、津、液、血、脉的定义与功能。

精，有先天与后天之分。先天之精，禀受于父母，是构成身形的原始物质。后天之精，为水谷所化，是营养五脏六腑与四肢百骸的重要物质。本条说的"精"，系指前者。

气和血亦是维持机体生命活动的重要物质，二者在运行中有着不可分割的关系。如《仁斋直指方》说："盖气者，血之帅也，气行则血行，气止则血止，气温则血滑，气寒则血凝，气有一息之不运，则血有一息之不行。"可见，掌握血随气流的理论，对临床上医治血瘀病证，在化瘀方中酌加行气之品，则尤为重要。

津和液，是体内一切水分的总称。一般认为，津是清稀部分，液是浊稠部分。按《内经》的观点，津的作用是温肌肉，充皮肤，走腠理，发泄而出则为汗；液的作用是注骨髓，滑关节，利屈伸，补益脑髓，润泽皮肤。

必背 人受气于谷①，谷入于胃，以传与肺，五脏六腑，皆以受气，其清者为营，浊者为卫，营在脉中，卫在脉外，营周不休②，五十而复大会。（《灵枢·营卫生会》）

【注】

①受气于谷：指人的精气是由五谷所化生的。

②营周不休：营，回绕。周，四周，即周身。指营卫之气在体内回绕周身而不休止。

【释】人的精气是由饮食物所化生的。当饮食物入于胃中，经消化吸收后，其精微传送到肺脏，并经肺的宣发肃降作用，散布到五脏六腑中去，其中柔和的部分称为营气，慓悍的部分为卫气。营气流行在脉中，卫气循环在脉外，二者均运行不停，每昼夜各自在人体中循行五十周后，又回到手太阴肺经相会。

【按】本条讨论了营气和卫气的产生与循行途径。

营、卫之气，是由饮食物所化生的精微之气而成。其中，一部分入于脉中者谓之"营气"；另一部分行于脉外，布散体表的称为"卫气"。营主营养，是化生血液的原料；卫主卫外，为保护人体抵御外邪的一种抗病机能。营卫二者同源而异名。

必背 营卫者，精气也；血者，神气①也。故血之与气，异名同类②焉。（《灵枢·营卫生会》）

【注】

①神气：因血是由水谷精微通过复杂变化而形成的红色液

体，神妙莫测，故称血谓之"神气"。

②异名同类：指营、卫、血三者虽名异，然其由来，皆由水谷精微所化，属于同类之物。

【释】营气和卫气，均是由饮食水谷的精气所化生的。血也是由水谷精微，经中焦的气化及复杂变化而产生的。所以血与营卫之气，虽名称各异，然而其来源则同属一类。

【按】本条指出营气、卫气与血液三者，虽名称不同，但它们都是水谷精微的化生物，惟在机体中的分布与生理功能不同而已。

因为营卫和血液，由水谷精微所化，来源于后天的脾胃，所以临床上治疗营血不足之类的病证，采用健脾益气法，常可获得满意的疗效。中医学所说的"有形之血不能速生，无形之气所当急固"的理论，亦即此意。

必背 荣者，水谷之精气也，和调于五脏，洒陈①于六腑，乃能入于脉也，故循脉上下，贯五脏，络六腑②也。卫者，水谷之悍气③也，其气慓疾④滑利，不能入于脉也，故循皮肤之中，分肉之间，熏于肓膜⑤，散于胸腹。（《素问·痹论》）

【注】

①洒陈：散布之意。

②贯五脏，络六腑：指贯通五脏，联络六腑。

③悍气：指刚勇之气。

④慓疾：慓，急也。慓疾为急速的意思。

⑤肓（huāng 荒）膜：指心下膈上部位的脂膜。另指肠外之

脂膜。

【释】营是由水谷化生的精气所生，在生理上它能和调五脏，濡润六腑，所以能够进入脉中，可沿着经脉的上下循环，贯通于五脏，联络着六腑。卫是由水谷所化生的悍气而成，此气的特点是急速滑利，所以不能进入经脉之中，只可运行于皮肤和分肉之间，温煦脂膜，敷布在胸腹部。

【按】本条进一步叙述了营卫之气的循行及其生理功能。营气的性质柔顺，行于脉中，主营养，又能化赤为血；而卫气的性质刚悍，走于脉外，布散于皮肤肌肉之间，有温养脏腑、肌腠，主汗孔开合和抗御外邪的作用。学习时可参照前两条。

◎必背 卫气者，所以温分肉，充皮肤，肥①腠理，司开阖②者也。(《灵枢·本脏》)

【注】

①肥：肥盛，亦即充实之意。

②司开阖：指主管汗孔的开放与合闭。

【释】卫气有温养肌肉、充润皮肤、充实腠理和主管汗孔开合的作用。

【按】本节详述了卫气的生理功能。卫气是机体正气的一部分，它除了能温养、充实肌肉皮肤外，还具有管理汗孔开合的作用，为人体的第一道防线。因此，当人正气不足，卫气不能固密时，不仅症见自汗、畏寒，且外邪亦可乘虚而入，导致外感病的发生。可见，卫气在中医的防病养生、分析病因病机中占有重要地位。

人始生，先成精，精成而脑髓生，骨为干①，脉为营②，筋为刚③，肉为墙④，皮肤坚而毛发长，谷入于胃，脉道以通，血气乃行。（《灵枢·经脉》）

【注】

①骨为干：指骨骼是人体的枝干。

②脉为营：经脉是运行营气的通路。

③筋为刚：以筋的刚劲来约束骨骼。

④肉为墙：以肌肉作为墙壁。

【释】人在孕育的初期，先由来自于父母的先天之精所生成，然后再由肾精发育而生脑髓，此后逐渐形成骨骼以及运行营气的脉道，再生刚劲的筋和外在如同墙壁的肌肉，最后生成坚韧的皮肤和长出头发。出生后，五谷入胃，化生精微，以营养全身各部，从而使脉道通畅，气血运行不已。

【按】本条讨论了人的生长发育过程，并叙述了先天肾精与后天水谷之精在生理上的作用。从中不难看出，肾精是生命起源的基本物质，而水谷之精微，乃是维持生命活动的物质基础。

中医入门捷钥
内难经选释

必背女子七岁，肾气盛，齿更发长①；二七而天癸②至，任脉通，太冲脉盛③，月事以时下，故有子；三七，肾气平均④，故真牙⑤生而长极；四七，筋骨坚，发长极⑥，身体盛壮；五七，阳明脉衰⑦，面始焦，发始堕；六七，三阳脉⑧衰于上，面皆焦，发始白；七七，任脉虚，太冲脉衰少，天癸竭，地道不通⑨，故形坏⑩而无子也。丈夫八岁，肾气实，发长齿更；二八，肾气盛，天癸至，精气溢泻⑪，阴阳和⑫，故能有子；三八，肾气平均，筋骨劲强，故真牙生而长极；四八，筋骨隆盛，肌肉满壮；五八，肾气衰，发堕齿槁；六八，阳气⑬衰竭于上，面焦，发鬓颁白⑭；七八，肝气衰，筋不能动；八八，天癸竭，精少，肾脏衰，形体皆极，则齿发去。肾者主水，受五脏六腑之精而藏之，故五脏盛乃能泻。今五脏皆衰，筋骨解堕⑮，天癸尽矣，故发鬓白，身体重，行步不正，而无子耳。（《素问·上古天真论》）

【注】

①齿更发长：即乳牙脱，更换恒齿，头发生长浓密。如张介宾说："人之初生，先从肾始。女至七岁，肾气稍盛。肾主骨，齿者骨之余，故齿更。肾为精血之脏，发者血之余，故发长。"

②天癸：癸，干支之名，其性属水，其位在北方，故用以喻肾。一种由肾精而产生的能够促进人生长、性功能成熟的重要物质。

③任脉通，太冲脉盛：任脉为奇经八脉之一，起于胞中，沿腹胸正中上行，与女子胞宫和男子精室有关。太冲脉，即冲脉，亦为奇经八脉之一，起于胞中，分前后下三支循行。其中下行支脉与足少阴肾经相并，与女子月事有关。中医认为"任主胞胎，冲为血海"，所以任、冲二脉通盛，女子则有月经，开始具备孕育能力。

④肾气平均：平均，均衡之意。指肾阴和肾阳之气充盛而无偏盛偏衰之象。

⑤真牙：即智齿。

⑥发长极：指头发长的极盛。古人认为，人齿至廿一岁时为

最坚，发至廿八岁为最韧，过此则易脱易堕。

⑦阳明脉衰：指足阳明胃和手阳明大肠经脉中的气血虚衰。因手足阳明经脉在颜面处交接，所以阳明脉衰，其人面见苍老。

⑧三阳脉：指手足太阳、手足阳明和手足少阳六条经脉。

⑨地道不通：指月经断绝，即绝经。

⑩形坏：坏，自毁为坏，非外力或疾病所致。此为形体衰老之意。

⑪精气溢泻：溢泻，满盈而外流。此指精液达到成熟阶段。

⑫阴阳和：和，媾和之意。系指男女交合而言。

⑬阳气：指的是生气，它是人体各部机能活动的主要动力。

⑭发鬓颁白：颁，同"斑"。即鬓发花白。

⑮筋骨解堕：解，同"懈"。形容人体筋骨不坚固，松懈无力。

【释】女子的发育过程可分如下七个阶段：七岁的时候，肾气逐渐旺盛，则牙齿更换，头发也长；到了十四岁时，由于天癸发生了作用，加之水谷的增进，则血海满盈，任脉通畅，太冲脉旺盛，月经按时来潮，所以已经具备孕育的能力。到了二十一岁时，肾气已经充实，智齿生长，而身体也长得极盛；到了二十八岁时，筋骨更加坚硬，头发也长得极为茂盛。到了三十五岁时，阳明脉的经气开始衰退，面部皮肤干而少润，头发也开始脱落；到了四十二岁时，三阳脉的经气都开始衰弱，面部营养不足而现枯槁，头发也开始变白；到了四十九岁时，任脉经气空虚，冲脉血气衰少，天癸枯竭，月经停止来潮，所以形体衰老而无生育能力了。

男子的发育可分八个过程：男子八岁时，肾气开始旺盛，毛发生长，牙齿更换；到了十六岁时，肾气更加旺盛，天癸发育成熟，有精液排出，阴阳交合而具有生育能力；到了二十四岁时，肾气已经充实，筋骨坚硬，智牙生长，身体也长得极盛；到了三十二岁时，筋骨更加坚硬，肌肉丰满而壮实；到了四十岁，肾气开始衰少，头发和牙齿开始脱落；到了四十八岁时，身体的机能开始衰退，面色干枯少润，头发花白；到了五十六岁时，肾气衰退，筋骨活动不便；到了六十四岁，天癸枯竭，肾精衰少，肾脏衰退，形体疲极，牙齿和头发脱落。肾属水，主封藏五脏六腑的精气，所以五脏精气旺盛，肾精才能充盛而有精液排出。现因年老，五脏皆衰，筋骨不坚而懒于动作，天癸也尽竭了，所以发鬓斑白，身体沉重，走路不稳，而丧失生育能力了。

【按】本节详述了肾精在生殖功能中的作用以及与人发育成长的关系。

肾脏内寄元阴、元阳二气。其中的元阴，亦称"肾阴"，实际是指肾所藏的"阴精"而言。阴精，包括男女交媾之精与后天水谷之精两个方面，它是生命活动的基本物质。人在初生的时候，此气尚微，必须发育到了一定的阶段始能充实，方可发挥生育繁殖的作用。元阳，又名"肾气"和"肾阳"，它是肾脏中的一种功能，有促进元阴发展、变化和温煦诸脏的作用，所谓的"阳化气，阴成形"，亦即此意。

肾中精气的盛衰，大体上可分三个阶段：一般的来说，女子七岁、男子八岁时，肾之精气渐充，而在生理上便有齿更发长的变化；女子十四岁、男子十六岁时，该气旺盛，此时女子月经来潮，男子精液溢泻；女子四十九岁、男子六十四岁时，

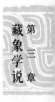

则精气衰竭，女子月经停闭，男子精少，形体也随之衰老。肾在生理上的这种作用，和肾所受藏五脏六腑之精是分不开的。

正因为肾与人的生育、繁殖有上述的关系，所以临床上医治妇女月经不调、不孕，或男子遗精、阳痿、精冷等病证时，常常从治肾着手，辨其阴阳而调之。

原文中"女子七岁，肾气盛"和"丈夫八岁，肾气实"是指肾脏本身的精气变化，不能理解为成熟阶段。至于经文指出的女子二七、三七、四七和男子二八、三八、四八、五八等数字，只是一般规律，并不是绝对的。

　　经络学说是中医学基本理论中的重要组成部分。它是古代医者在长期医疗实践的过程中，逐步认识和总结出来的。这一学说的实质，目前尽管尚未认识清楚，然而它的实用价值是不容否认的。比如在生理方面，中医就根据《内经》指出的"十二经脉者，内属于腑脏，外络于肢节"的联属，认识脏与腑以及脏腑与体表组织间的关系。正因为经络在体内起到了联接作用，所以一脏有病可能会影响另脏（如肝气犯胃等），脏腑发病也会在体表的官窍上反映出来（如肝热目赤、脾热唇绛等），这对临床辨证和治疗提供了可靠依据。特别是对于现代医学尚不能认识的一些疾病现象，用经络学说可以加以解释，并用这个理论指导临床实践，往往收到满意的治疗效果。例如，跟骨痛一证，经检查证明，局部无骨刺，可是用经络循行对它研究，认为这个病主要在肾，因为肾经"起于小指之下，邪走足心，出于然骨之下，循内踝之后，别入跟中"，经气与跟骨相系，病人肾虚，精气不能滋养跟骨而成，故采用补肾的方法，用六味地黄丸治疗，可获痊愈。这说明，经络是客观存在的，值得我们进一步研究，使它在医疗实践中，发挥更大的作用。

必背 夫十二经脉者，内属①于腑脏，外络②于肢节。
（《灵枢·海论》）

【注】

①属：连属。

②络：即联络、网络之意。

【释】十二经脉，向内连属于五脏六腑，向外网络着四肢百骸。

【按】本条指出了经脉在生理上有沟通机体内外的作用。

手足三阴三阳十二经脉，内通五脏六腑，外络四肢百骸，将脏与腑，以及脏腑与体表的五官诸窍等器官，有机地联接起来，构成一个对立统一的整体，以维持正常的生命活动。

必背 经脉者，所以行①血气而营阴阳②，濡③筋骨，利④关节者也。（《灵枢·本脏》）

【注】

①行：为通行。

②营阴阳：营，是营养。阴阳，指内脏与体表。因机体内为阴，外为阳，故此处以阴阳代之。

③濡：濡润。

④利：滑利。

【释】经脉是通行血气、营养机体、濡润筋骨和滑利关节的组织。

【按】本条概括地阐述了经脉的生理功能。

中医学认为，经脉遍布人体各处，是通行气血、输送营养物质的重要渠道。因此可见，原文提到的"营阴阳，濡筋骨，利关节"并非经络本身的作用，乃是它所运行的气血及其他营养物质以滋养各部的结果。就其功能来讲，经络似乎也包括现代医学的血管、神经和淋巴系统，有待进一步研究。

能别阴阳十二经^①者，知病之所生。候虚实之所在者，能得病之高下^②。（《灵枢·卫气》）

【注】

①能别阴阳十二经：指能辨别手足三阴三阳十二经脉的分布与主病。

②能得病之高下：能掌握病位的在上或在下。

【释】能辨别手足三阴三阳十二经脉的分布路线，就可以知道疾病生于哪脏，诊断经脉的虚实及病位的在上或在下。

【按】本条阐明了经络在诊断方面的作用。由于经络内通五脏六腑，外络四肢百骸，所以当内脏发病时，必然要通过它反映到体表上来，在相应的经脉分布区域上发生异常改变。如胃热额痛（胃脉系于前额）、心热舌烂（舌为心之苗窍）等，这对判断疾病的患发脏腑与病邪的性质，有其一定参考意义。

太阳为开^①，阳明为阖，少阳为枢^②。（《素问·阴阳离合论》）

太阴为开，厥阴为阖，少阴为枢。（《灵枢·根结》）

【注】

①开：是开放之意。

②枢：枢纽，即转枢的轴心。

【释】太阳经主表为开，阳明经主里为阖，少阳经介于太阳与阳明之间而为枢。

太阴是三阴经之表，为开；厥阴是三阴经之里，为阖；少阴介于太阴与厥阴之间而为枢。

【按】以上二节用开、阖、枢三字，说明了三阳经与三阴经的部位与功能。

太阳经的气化布于一身之表，阳气发越于外，故谓之"开"。阳明经为三阳之里，阳气蓄于内，故谓之"阖（合）"。少阳之气介于二者之间，可出可入，所以谓之"枢"。太阴主脾，在表为开；厥阴主肝，在里为阖；少阴主肾，介于表里之间为枢。

足太阳与少阴为表里，少阳与厥阴为表里，阳明与太阴为表里，是为足阴阳也。手太阳与少阴为表里，少阳与心主①为表里，阳明与太阴为表里，是为手之阴阳也。（《素问·血气形志》）

【注】

①心主：指手厥阴心包经而言。

【释】十二经脉有着阴阳表里的配合关系，足太阳膀胱与足少阴肾为表里，足少阳胆与足厥阴肝为表里，足阳明胃与足太阴脾为表里，这就是足三阴经和足三阳经的配合关系。手太阳小肠与手少阴心为表里，手少阳三焦与手厥阴心包络为表里，手阳明大肠与手太阴肺为表里，这就是手三阴经和手三阳经的配合关系。

【按】本节阐述了手足三阴三阳经脉的配合关系，十二经按着阴阳、表里、脏腑的关系，分成六组。每一组的阴阳两经，不仅在生理上相互联系、相互为用，同时在病理上亦互为反映。如心与小肠的关系，心的经脉从心下络小肠，而小肠的经脉从缺盆下入于心，二者相连构成表里，又心主血脉，其血气下行以滋养于小肠，反之小肠分别清浊之清，又能化赤为血，归于心脉。在病机上，若心中火盛，邪热沿经下扰，则见尿赤（小肠病）。相反，小肠有热，火邪上移，又可见舌体糜烂（心病）。其他表里脏腑的关系，亦是如此。

必背 肺手太阴之脉，起于中焦①，下络②大肠，还循胃口③，上膈属④肺，从肺系⑤横出腋下，下循臑⑥内，行少阴⑦、心主之前，下肘中，循臂内上骨⑧下廉⑨，入寸口⑩，上鱼，循鱼际⑪，出大指之端；其支者，从腕后直出次指内廉，出其端。

是动则病⑫肺胀满，膨膨而喘咳，缺盆⑬中痛，甚则交两手而瞀⑭，此为臂厥。是主肺所生病⑮者，咳，上气喘渴，烦心胸满，臑臂内前廉痛厥，掌中热。气盛有余，则肩背痛，风寒，汗出中风，小便数而欠⑯。气虚则肩背痛寒⑰，少气不足以息，溺色变。（《灵枢·经脉》）

【注】

①中焦：这里指的是中脘穴。

②络：即联络之意。

③胃口：指胃上口，即贲门处。

④属：会属。张景岳云："属者，所部之谓。"

⑤肺系：系，连属之意。指肺及其与其他脏腑组织相联系的

脉络。

⑥臑（nào闹）内：指上臂内侧白肉处。

⑦少阴：指手少阴心经。

⑧上骨：指大指侧的臂骨（桡骨）。

⑨下廉：即下缘。边侧叫"廉"。

⑩寸口：腕上诊脉处（桡动脉搏动处）。

⑪上鱼，寻鱼际：手大指后掌侧隆起的肌肉叫"鱼"，鱼的边缘赤白肉分界处叫"鱼际"。

⑫是动则病：是，此也，即"这个经脉"之意。指外因影响经脉发生的病证。

⑬缺盆：颈下两侧凹陷处，其形如盆，故称"缺盆"，亦即锁骨上窝。

⑭瞀（mào贸）：即眼花迷乱的症状。

⑮所生病：指本脏经脉自生的病证。

⑯数而欠：数，次数频数。欠，量少。此指小便频数而量少。

⑰寒：指恶寒。

【释】手太阴肺经，起始于中焦，向下联络大肠，返回环绕胃的上口，向上过膈属于肺脏。从肺系横走腋窝部，沿上臂内侧下行，循行于手少阴心经与手厥阴心包络经的前缘，下至肘中，循着前臂的内侧，经掌后高骨的下缘，入寸口动脉处，上手鱼部，沿手鱼际的边缘，出拇指的尖端。它的支脉，从腕后分出，沿食指拇侧下行至尖端，和手阳明大肠经交接。

外邪侵犯本经而引起的病变，为肺部胀满，咳嗽喘促，缺盆中疼痛，严重时则咳喘加剧而两手护胸，并伴有视物模糊，这叫"臂厥"。本脏发生病变，则咳嗽上气，喘促，口渴，心烦，胸部满闷，臑臂内侧前缘疼痛，四肢厥冷，或手心发热。本经气盛有余的实证，则肩背冷痛而恶风寒，或汗出中风，或小便次数增多而尿量减少。本经气虚不足，则症见肩背痛而怕冷，呼吸气短，小溲变色。

【按】本条及以下十一段原文，叙述了十二正经的循行与病证。为了加深对经络的理解，本书在注释每条经脉之后，附有经络分布示意图与循行概况，供初学者参考。

关于经络的发病，除经脉所过处的异常改变外，其余大致与本脏病状相同，故不另加说明。应该指出的是，每条经络的证候，并不一定在同一病人的身体上都能反映出来，有时仅见其一两个症状。因此，临床上必须全面分析，综合其他诊法，方能判断出疾病的所在及其性质。十二经脉循行的原文是学中医者必背的。

附：肺经循行概况（见图1）

手太阴肺经，起于中焦（中脘穴），下行联络大肠，上行过膈属肺，系于咽喉，出于腋上，循上肢内侧前缘，过肘达腕，经鱼际，终于手拇指的内侧端（少商穴）。

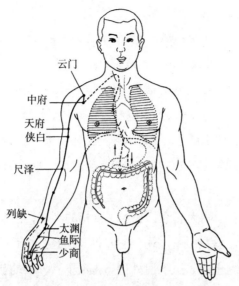

云门

中府

天府
侠白

尺泽

列缺
太渊
鱼际
少商

图1　手太阴肺经循行示意图

必背 大肠手阳明之脉，起于大指次指①之端，循指上廉，出合谷②两骨之间，上入两筋之中，循臂上廉，入肘外廉，上臑外前廉，上肩，出髃骨③之前廉，上出于柱骨之会上④，下入缺盆，络肺，下膈，属大肠；其支者，从缺盆上颈贯颊，入下齿中，还出夹口，交人中，左之右，右之左，上夹鼻孔。

是动则病齿痛颈肿。是主津液所生病者，目黄口干，鼽衄，喉痹⑤，肩前臑痛，大指次指痛不用。气有余则当脉所过者热肿，虚则寒栗不复⑥。（《灵枢·经脉》）

【注】

①大指次指：大指侧的食指即是次指，又名示指。

②合谷：此穴在大指次指后，两骨相合处陷中。史松序本

《灵枢经》注："为大肠经原穴。"

③髃（yú于）骨：髃，指肩胛骨的外上角。指肩胛骨与臑骨（肱骨）上端相连接的地方，结成肩关节，俗称肩头。

④柱骨之会上：指大椎穴。柱骨即脊柱骨（椎体），因诸阳经脉皆会于督脉的大椎处，所以称大椎为"会上"。

⑤喉痹：喉中阻塞，壅闭不通。症见咽喉肿痛、汤水难咽。

⑥寒栗不复：不复，难以回暖之意。指因寒冷战栗而难以回暖。

【释】手阳明大肠经，起于手食指的尖端，沿食指上廉上行，经拇指、食指歧骨间的合谷穴，向上经拇指后两筋间的凹陷处，循前臂上方，进入肘外侧。再沿上臂外侧的前缘，上肩端，出肩髃穴前缘，与诸阳经会合于柱骨的大椎穴上。再向下入缺盆，联络肺脏，下行过横膈膜，会属于大肠本腑。另从缺盆分出，上颈穿过颊部，进入下齿龈，又从内回出环口上唇，交叉于人中穴，左脉向右，右脉向左，上行夹于鼻孔两侧，终于鼻孔旁，与足阳明胃经相交接。

外邪侵犯本经而引起的病变，则症见牙齿疼痛，颈部肿大。本经主津液所生的疾病，为两目发黄，口干，鼻塞或鼻出血，咽喉肿痛，肩前与上臂作痛，食指疼痛而不能随意运动。本经气有余的实证，则在经脉所过处发热红肿；气不足的虚证，则见寒战，长时间难以回复温暖。

附：大肠经循行概况（见图2）

手阳明大肠经，起于手食指的尖端（商阳），沿虎口上行，循上肢外侧上缘，过腕达肘，抵肩头，向后会于大椎，转入缺盆。一支从缺盆下行，络肺，过膈属于大肠，另支从缺盆上

行，经颈侧、面颊，入下齿龈，环口唇交人中，终于鼻孔旁
（迎香穴）。

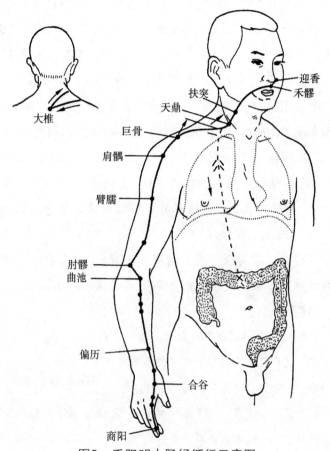

图2 手阳明大肠经循行示意图

🌀必背 胃足阳明之脉，起于鼻之交頞中①，旁纳太阳之
脉，下循鼻外，入上齿中，还出夹口环唇，下交承浆②，却
循颐③后下廉，出大迎④，循颊车⑤，上耳前，过客主人⑥，

循发际，至额颅；其支者，从大迎前下人迎⑦，循喉咙，入缺盆，下膈，属胃，络脾；其直者，从缺盆下乳内廉，下夹脐，入气冲⑧中；其支者，起于胃口⑨，下循腹里，下至气街中而合，以下髀关⑩，抵伏兔⑪，下膝膑⑫中，下循胫⑬外廉，下足跗⑭，入中指⑮内间；其支者，下廉三寸而别，下入中趾外间；其支者，别跗上，入大指间，出其端。

是动则病洒洒振寒⑯，善呻⑰，数欠，颜黑。病至则恶人与火⑱，闻木声则惕然而惊，心欲动，独闭户塞牖而处⑲，甚则欲上高而歌，弃衣而走，贲响⑳腹胀，是为骭厥㉑。是主血所生病者，狂疟温淫㉒，汗出，鼽衄，口喎，唇胗㉓，颈肿，喉痹，大腹水肿，膝膑肿痛，循膺、乳、气街、股、伏兔、骭外廉、足跗上皆痛，中指不用。气盛则身以前皆热，其有余于胃，则消谷善饥㉔，溺色黄。气不足则身以前皆寒栗，胃中寒则胀满。（《灵枢·经脉》）

【注】

①鼻之交頞（è饿）中：即鼻梁的凹陷处。

②承浆：穴位名。在下唇中央下方凹陷处。

③颐：部位在口角后，腮的下部。

④大迎：穴位名。位于曲颊前一寸三分，动脉应手处。

⑤颊车：穴位名。在耳下曲颊端陷中。

⑥客主人：穴位名。又名"上关"穴，在耳前骨上。

⑦人迎：穴位名。在结喉两旁一寸五分处。

⑧气冲：穴位名。又名气街穴，位于腹正中线脐下五寸，旁开二寸处。

⑨胃口：此处指胃的下口，即幽门处。

⑩髀（bì闭）关：穴位名。在大腿前方上端的交纹处。

⑪伏兔：穴位名。在大腿前方肌肉隆起处。

⑫髌：即膝盖骨。

⑬胫：膝下至足的部位。

⑭跗（fù富）：即足背。

⑮指：指足趾。古代"指""趾"不分。

⑯洒洒（xiǎn显）振寒：形容寒冷的感觉，犹如冷水洒在身上，发出阵阵寒战。

⑰善呻：指呻吟频作。

⑱恶人与火：发病时厌恶见人和见火光。

⑲独闭户塞牖而处：关闭门窗而独处于室内。

⑳贲响：即肠鸣亢进。

㉑骭（gàn绀）厥：骭，即足胫。指经气自足胫上逆为病。

㉒温淫：指温热病。

㉓唇胗（zhěn诊）：胗，同"疹"。指口唇生疮。

㉔消谷善饥：消谷，指消化食物。善饥，指容易饥饿。言食欲过于旺盛，食后不久即感饥饿。

【释】足阳明胃经，起于鼻孔旁，于鼻梁的凹陷处相交，旁纳足太阳膀胱经脉，下循鼻外，入上齿龈，复出环口唇交叉于唇下的承浆穴处，退回沿腮下后方出大迎穴，经颊车穴上行耳前，过客主人穴处，沿发际至额颅。分支从大迎穴前方下至人迎，沿喉咙入缺盆，过膈膜，入属胃腑，联络脾脏。直行的支脉，从缺盆下行乳内侧，经脐旁，入于气街穴处。其支者，从胃下口的幽门部，走腹内，下至气街穴处，与前支直行的经脉相会合。再由此向下，经大腿前方的髀关穴，直达伏兔，下至膝盖，沿胫骨前外侧至足背部，入于中趾内侧。又一支脉，从膝下三寸处别出，行于足中趾的外侧。还有一条支脉，从足背的冲阳穴分出，入足大趾，出大趾尖端，与足太阴脾经相交接。

外邪侵犯本经而引起的病变，病人就好像被冷水淋洒样阵阵寒栗，频频呻吟，时作呵欠，额部暗黑。发病时厌恶见人和火光，听到击木之声就惊恐害怕，心悸不安，关闭门窗而独居自处，严重时想要登上高处而歌唱，脱掉衣服而乱跑，腹胀肠鸣，这是由于经气自足胫上逆而导致的"骭厥"病证。本经所主之血而发生的病证，为发狂、疟疾、温热类疾病，汗出，鼻塞或出血，口角歪斜，口唇生疮，颈肿，咽喉肿痛，因水停而腹部胀大，膝髌部肿痛，沿胸侧、乳部、气街、伏兔、胫骨外缘、足背上疼痛，足中趾不能随意运动。本经气盛的实证，可见身前胸腹部发热，胃热有余而消化增强，易于饥饿，小便色黄。本经气不足的虚证，则身前胸腹部皆寒而战栗，胃中有寒则脘腹胀满。

附：胃经循行概况（见图3）

足阳明胃经，起于鼻孔旁，上至鼻根，斜行目下，沿鼻侧下行入上齿龈，环口唇，贯面颊，经耳前上行至发角。另从大迎穴别出，下颈入缺盆。一支从缺盆下行，过膈属胃络脾，至气街穴处。另支从缺盆而下，经胸侧、腹侧与前支会合在气街穴处。然后沿下肢外侧前缘下行，过膝抵踝，经足跗，终于足第二趾的外侧端（厉兑）。

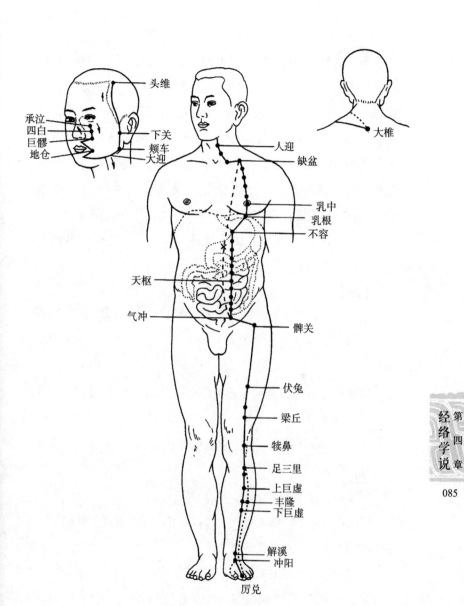

图3 足阳明胃经循行示意图

经络学说 第四章

085

必背 脾足太阴之脉，起于大趾之端，循指内侧白肉[①]际，过核骨[②]后，上内踝[③]前廉，上踹[④]内，循胫骨后，交出厥阴之前，上膝股内前廉，入腹，属脾络胃，上膈，夹咽，连舌本[⑤]，散舌下；其支者，复从胃别上膈，注心中。

是动则病舌本强，食则呕，胃脘痛，腹胀善噫，得后与气[⑥]则快然如衰[⑦]，身体皆重。是主脾所生病者，舌本痛，体不能动摇，食不下，烦心，心下急痛，溏瘕泄[⑧]，水闭[⑨]，黄疸，不能卧，强立股膝内肿厥[⑩]，足大指不用。（《灵枢·经脉》）

【注】

①白肉：指足掌的阴面。手足两侧阴阳面的分界处。

②核骨：足大趾本节后凸出的圆骨，状如果核，故名"核骨"。

③踝：足胫下，两侧隆起的圆骨叫"踝"。在内侧的叫"内踝"，在外侧的称为"外踝"。

④踹（shuàn涮）：《针灸甲乙经》《太素》均作"腨"。俗称小腿肚，即腓肠肌。

⑤舌本：指舌根部。

⑥后与气：后，指大便。气，指矢气。指排泄大便与排气。

⑦快然如衰：即轻松舒快之意。

⑧瘕泄：此指痢疾。《难经·五十七难》曰："大瘕泄者，里急后重，数至圊而不能便。"

⑨水闭：指水湿闭塞不通。

⑩肿厥：指肿胀厥冷。

【释】足太阴脾经，起于足大趾的尖端，沿大趾内侧的白肉际上行，经过大趾本节后的核骨，上至内踝前方。再上腿肚，沿胫骨后方，穿过足厥阴肝经的前面，直抵腹内，属于脾脏，联络胃腑，上行过膈，夹行咽喉，连于舌根，散行于舌下。支脉从胃分出，上行过膈，流注于心中，与手少阴心经相交接。

外邪侵犯本经而引起的病变，病人会出现舌根强硬，食后作呕，胃脘疼痛，腹胀满，时时嗳气，如解了大便或排气后，腹中就会感到松快。全身沉重。本经主脾脏所发生的疾病，可见舌根疼痛，肢体沉重而不能活动摇摆，食物不能下咽，心中烦闷，心下胃脘部拘急作痛，大便稀薄或为痢疾，小便不通，或发为黄疸，不能安卧，勉强站立时，则大腿及膝关节内侧肿胀而厥冷，足大趾不能随意运动。

附：脾经循行概况（见图4）

足太阴脾经，起于足拇趾的内侧端（隐白），沿足大趾内侧上行至内踝前方，循小腿内侧正中抵膝，经大腿内侧前缘上行入腹，贯通任脉，属脾络胃，过膈膜经胸侧而散于腋下，并行咽喉的两侧，连舌根而散于舌下。

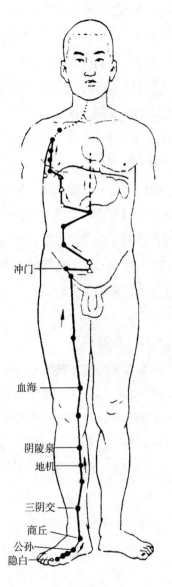

冲门

血海

阴陵泉
地机

三阴交

商丘
公孙
隐白

图4 足太阴脾经循行示意图

必背 心手少阴之脉，起于心中，出属心系^①，下膈络小肠；其支者，从心系上夹咽，系目系^②；其直者，复从心系却上肺，下出腋下，下循臑内后廉，行太阴、心主之后，下肘内，循臂内后廉，抵掌后锐骨^③之端，入掌内后廉，循小指之内出其端。

是动则病嗌^④干，心痛，渴而欲饮，是为臂厥^⑤。是主心所生病者，目黄，胁痛，臑臂内后廉痛厥，掌中热痛。（《灵枢·经脉》）

【注】

①心系：指心与其他脏腑组织相联系的脉络。

②目系：指目及眼球内连于脑的脉络。

③锐骨：掌后小指侧的高骨。

④嗌（yì意）：指咽部。

⑤臂厥：病名。主要表现为臂部经气厥逆，两手交叉于胸部而视物不清，或见咽干、心痛、渴欲饮水等症。

【释】手少阴心经，起于心脏，出属心脏的脉络，下行过横膈膜，联络于小肠。它的支脉，从心系的脉络分出，上行夹咽喉，连系于目系。直行的经脉，从心脏的脉络上行入肺，向下出于腋窝下，再向下沿上臂内侧后缘，行于手太阴肺经与手厥阴心包经的后方，下至肘内，循前臂内侧的后缘，抵掌后小指侧的高骨端，入掌内后侧，沿手小指内侧终于指端，与手太阳小肠经相交接。

外邪侵犯本经而引起的病变，可见咽喉干燥，心前区疼痛，口渴而想喝水，这叫臂厥病。本经主心脏所发生的疾病，症见目睛发黄，胁肋部疼痛，上下臂内侧后缘疼痛、厥冷，掌心发热而疼痛。

附：心经循行概况（见图5）

手少阴心经，起于心中，下行过膈膜络于小肠。另从心上行，经食道而系于目。其直者，从心上肺至腋下，循上肢内侧下缘，过肘达腕，经侧掌，终于手小指的内侧端（少冲穴）。

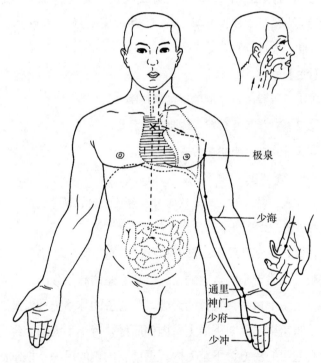

图5　手少阴心经循行示意图

必背 小肠手太阳之脉，起于小指之端，循手外侧上腕，出踝①中，直上循臂骨下廉，出肘内侧两筋之间，上循臑外后廉，出肩解②，绕肩胛，交肩上，入缺盆络心，循咽下膈，抵胃属小肠；其支者，从缺盆循颈上颊，至目锐眦③，却入耳中；其支者，别颊上𬱟④抵鼻，至目内眦⑤，斜络于颧。

是动则病嗌痛颔⑥肿，不可以顾⑦，肩似拔，臑似折。是主液所生病⑧者，耳聋目黄颊肿，颈、颔、肩、臑、肘、臂外后廉痛。（《灵枢·经脉》）

【注】

①踝：此指手腕后小指侧的高骨。

②肩解：肩后骨缝，即肩与臂两骨相接处。

③目锐眦：指目外角。

④𬱟（zhuō拙）：指眼眶的下部，包括颧骨内连及上牙床的部位。

⑤目内眦：指目内角。

⑥颔（hàn汉）：指下颚骨正中下面空软处，即腮下。

⑦不可以顾：指因肿痛头部活动受限而不敢回头。

⑧是主液所生病：小肠有承受胃中传下的糜食、进行消化和分别清浊的作用。其中清者为精微，可通过内脏的气化散布到全身，以滋养各部。浊者属糟粕，下注大肠为粪便，渗利膀胱则化为尿。因此，小肠能参与水液代谢，而主水液代谢障碍所生之病。张介宾注："小肠主泌别清浊，病则水谷不分而流衍无制，是主液所生病也。"

【释】手太阳小肠经，起于手小指的外侧端，循手外侧而进入腕中，出于腕上小指侧的高骨，直上沿前臂骨的下缘，出肘后内侧的两筋之间，循上臂外侧后缘，出肩后骨缝，环绕肩

经络学说
第四章

091

胛，交于肩上，下入缺盆，联络心脏，循着咽喉，下行过膈，至胃，下入小肠。它的支脉，从缺盆沿颈上颊，至目外角，转入耳中。又一支脉，从颊部别出，走于眼眶下而至鼻，行目内角，斜下联络颧部。

外邪侵犯本经而引起的病变，则见喉咙痛，颔部肿，颈项难以转侧，肩部牵拉而痛，臂部疼痛剧烈而欲断。本经主液体所发生的疾病，可见耳聋，目睛发黄，面颊肿痛，颈、颔、肩、臑、肘臂外侧后缘疼痛等症。

附：小肠经循行概况（见图6）

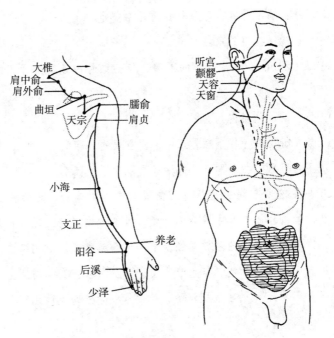

大椎
肩中俞
肩外俞
曲垣
天宗
臑俞
肩贞

听宫
颧髎
天容
天窗

小海
支正
养老
阳谷
后溪
少泽

图6 手太阳小肠经循行示意图

手太阳小肠经，起于手小指的外侧端（少泽穴），沿手外侧上行，循上肢外侧下缘，过肘抵肩后，会于大椎，转入缺盆。

一支从缺盆下行，络心，过膈属小肠。另支从缺盆上行，经颈侧、面颊，系目外角而转入耳内。

必背 膀胱足太阳之脉，起于目内眦，上额交颠；其支者，从颠至耳上角；其直者，从颠入络脑，还出别下项，循肩髆①内，夹脊抵腰中，入循膂②，络肾属膀胱；其支者，从腰中下夹脊贯臀③，入腘中④；其支者，从髆内左右，别下贯胛，夹脊内，过髀枢⑤，循髀外，从后廉下合腘中，以下贯踹内，出外踝之后，循京骨⑥至小指外侧。

是动则病冲头痛，目似脱，项如拔⑦，脊痛，腰似折，髀不可以曲，腘如结⑧，踹如裂，是为踝厥⑨。是主筋所生病者，痔、疟、狂、癫疾，头囟项痛，目黄，泪出，鼽衄，项、背、腰、尻、腘、踹、脚皆痛，小指不用。（《灵枢·经脉》）

【注】

①肩髆（bó膊）：髆，同"膊"。指肩胛骨。

②膂（lǚ吕）：指脊柱两侧的肌肉。张介宾注："夹脊两旁之肉曰膂。"

③臀：尻骨以下，大腿上方的大肉。

④腘中：膝部腘窝中。

⑤髀枢：股骨上端的关节部，即髋关节。相当环跳穴部位。

⑥京骨：足小趾本节后外侧突出的半圆骨，又为穴位名。

⑦项如拔：项部疼痛如同拔断一样。

⑧腘如结：指腘窝部的筋脉如捆结一样而不能随意运动。

⑨踝厥：病名。指因本经经气逆乱，从外踝部向上厥逆的病证。

【释】足太阳膀胱经，起始于目内角，向上过额，交会于头顶。它的支脉，从头顶至耳上角处。直行的经脉，从头顶入脑中，还出下行项后，沿肩膊内侧，夹脊两侧下行至腰中，循膂部深入，联络肾脏，入属膀胱。它的支脉，从腰部分出，夹脊柱，穿过臀部，入于膝腘窝中。又一支脉，从左右肩膊别出，通过肩胛，夹脊柱，下行至环跳穴处，沿大腿外侧后缘，与前支会合在腘窝中，再下穿过小腿肚，出足外踝骨的后方，沿小趾本节后的圆骨，至于足小趾的外侧端。

外邪侵犯本经而引起的病证，则见气上冲而头痛，目痛如脱，颈项疼痛如被拔断，脊柱疼痛，腰部疼痛如折，髋关节不能弯曲，膝腘部的筋脉如被捆绑一样而不能运动，小腿肚的肌肉痛得好像裂开一样，这种病叫踝厥。本经主筋所生的病证，则发痔疮、疟疾、狂病、癫病，头部囟门与项部疼痛，目睛发黄，流泪，鼻塞或出血，项、背、腰、尾骶骨部、膝腘窝和小腿肚、脚等处都疼痛，足小趾不能随意运动。

附：膀胱经循行概况（见图7）

足太阳膀胱经，起于目内眦（睛明穴），沿额上行，交颠落项，夹脊两侧下行至腰中，深入内脏，属膀胱而络肾。下行沿臀及大腿后方入腘中。另从肩胛分出，夹脊三寸下行，经背、腰、臀与前支会合在膝腘窝中，再下沿小腿的后缘，循足小趾的外侧，终于足小趾的外侧端（至阴穴）。

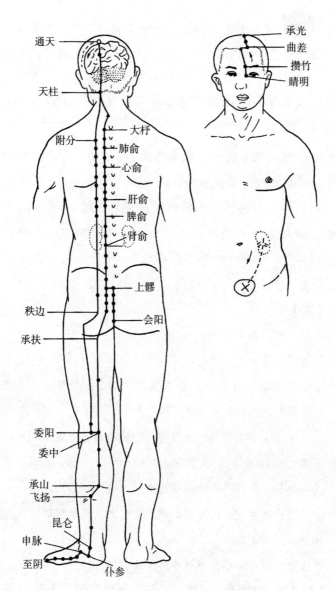

通天

天柱

附分

大杼

肺俞

心俞

肝俞

脾俞

肾俞

上髎

秩边

会阳

承扶

委阳

委中

承山

飞扬

昆仑

申脉

至阴

仆参

承光

曲差

攒竹

睛明

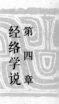

图7 足太阳膀胱经循行示意图

必背 肾足少阴之脉，起于小指之下，邪^①走足心，出于然谷^②之下，循内踝之后，别入跟中，以上踹内，出腘内廉，上股内后廉，贯脊，属肾络膀胱；其直者，从肾上贯肝膈，入肺中，循喉咙，夹舌本；其支者，从肺出络心，注胸中。

是动则病饥不欲食，面如漆柴^③，咳唾则有血，喝喝而喘^④，坐而欲起，目䀮䀮^⑤如无所见，心如悬^⑥若饥状。气不足则善恐，心惕惕如人将捕之，是为骨厥^⑦。是主肾所生病者，口热舌干，咽肿上气，嗌干及痛，烦心，心痛，黄疸，肠澼^⑧，脊股内后廉痛，痿厥^⑨，嗜卧，足下热而痛。

（《灵枢·经脉》）

【注】

①邪：与"斜"字同。

②然谷：为穴名，在足内踝前大骨下陷中。

③面如漆柴：漆柴，即烧成焦黑的柴炭。形容病人面色憔悴，暗黑而无光。色黑者为漆，枯者为柴。

④喝喝（hè贺）而喘：呼吸急促而发出的"喝喝"之声。

⑤䀮䀮（huāng荒）：此指病人视物不清。

⑥心如悬：形容病人心中空虚之感。

⑦骨厥：肾主骨，因肾经的经脉之气上逆而出现的病证。

⑧肠澼：痢疾。

⑨痿厥：指足部痿弱而厥冷的病证。

【释】足少阴肾经，起始于足小趾的下方，斜走足掌心部，出然谷穴，沿内踝的后方，别出入于足跟，由足跟上行小腿肚内，出于膝腘窝的内侧，沿股部内侧后缘上行，穿过脊柱，内入肾脏，联络膀胱。直行的经脉，从肾上行，经过肝脏和横膈膜，而入于肺，沿喉咙上行，夹于舌根部。它的支脉，从肺出来，联络心脏而流入胸中。

外邪侵犯本经而引起的病证，可见虽饥饿而不想吃，面色枯黑无光泽，咳唾带血，喘促，坐而不安，眼睛视物模糊不清，心中空虚犹如饥饿一般。肾气不足则易生恐惧感，心中惊惕不安，就好像有人要来追捕一样，这种病叫骨厥。本经主肾脏所生的疾病，可见口中气热，舌干少津，咽喉肿痛，气机上逆，喉咙干痛，心中烦闷，心前区痛，发为黄疸、痢疾，脊柱与大腿内侧后缘疼痛，足部痿弱而厥冷，嗜卧多睡，足心发热而疼痛。

附：肾经循行概况（见图8）

足少阴肾经，起于足小趾之下，斜行足心至内踝后方，沿下肢内侧后缘上行，过膝入腹，贯脊属肾络膀胱。另从肾上肝，贯膈入肺，循喉咙，连舌本。

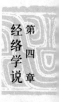

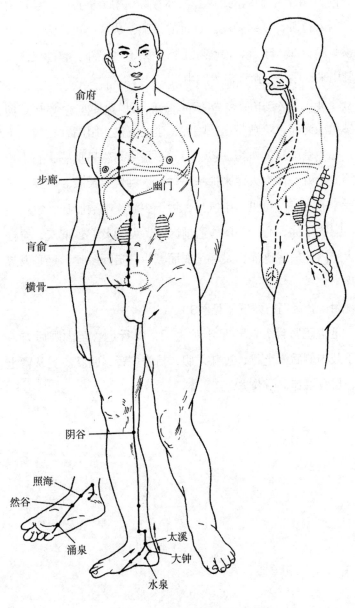

俞府

步廊

幽门

肓俞

横骨

阴谷

照海

然谷

涌泉

太溪

大钟

水泉

图8　足少阴肾经循行示意图

必背 心主手厥阴心包络之脉，起于胸中，出属心包络，下膈，历络三焦①；其支者，循胸出胁，下腋三寸，上抵腋下，下循臑内，行太阴少阴之间，入肘中，下臂，行两筋之间，入掌中，循中指出其端；其支者，别掌中，循小指次指②出其端。

是动则病手心热，臂肘挛急，腋肿，甚则胸胁支满，心中憺憺大动③，面赤，目黄，喜笑不休。是主脉所生病④者，烦心，心痛，掌中热。（《灵枢·经脉》）

【注】

①历络三焦：历，经历。因心包与三焦相表里，而心包的经脉自胸至腹，依次联络着上、中、下焦，故而言之。

②小指次指：由从小指数过来的第二指，即无名指。

③憺憺（dàn但）大动：憺憺，同"澹澹"，水波动貌，引申指神志不安，心中忐忑。张介宾注："动而不宁貌。"指心中动悸，忐忑不安。

④是主脉所生病：手厥阴心包络的腧穴主治血脉所发生的病证。这是因为心主血脉，而心包为心之外围，代心用事，替君受邪，故主血脉所生的病证。

【释】手厥阴心包络经，起始于胸中，出于心包络，下行过膈，经历而络于三焦。它的支脉，循行胸中，横出胁下，当腋下三寸处，复向上行于腋窝部，沿上臂内侧，行于手太阴肺经与手少阴心经的中间，入于肘中，下行前臂内侧两筋之间，入掌中，沿中指出于尖端。支脉从掌中分出，沿无名指，直达尖端。

外邪侵犯本经而引起的病变，则见手心发热，臂肘关节拘挛，腋部肿，甚则胸胁胀满，心中动悸不宁，面红，目睛发黄，喜笑不止。本经主脉所生的病证，见心烦、心痛、掌心发热。

附：心包经循行概况（见图9）

手厥阴心包经，起于心包络，下膈联络三焦。另从心包分出，横出腋前，循上肢内侧正中，过肘窝达腕中，抵掌心，出中指端（中冲穴）。

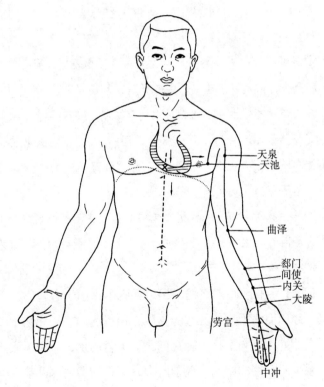

图9 手厥阴心包经循行示意图

必背 三焦手少阳之脉，起于小指次指之端，上出两指之间，循手表腕①，出臂外两骨之间，上贯肘，循臑外上肩，而交出足少阳之后，入缺盆，布膻中，散络心包，下膈，循属三焦；其支者，从膻中上出缺盆，上项，系耳后，直上出耳上角，以屈下颊至𫘜；其支者，从耳后入耳中，出走耳前，过客主人前，交颊，至目锐眦。

是动则病耳聋，浑浑焞焞②，嗌肿，喉痹。是主气所生病③者，汗出，目锐眦痛，颊痛，耳后、肩、臑、肘、臂外皆痛，小指次指不用。（《灵枢·经脉》）

【注】

①手表腕：手表，此处指手背。指手背的腕关节处。

②浑浑焞焞（tūn吞）：焞焞，盛貌，指声响盛大。此形容听觉障碍，闻声模糊不清的症状。

③是主气所生病：三焦手少阳之经的腧穴主治气所发生的病证。因为三焦主一身之气化，故言三焦"主气所生病"。

【释】手少阳三焦经，起于无名指的外侧端，上出小指与无名指的中间，沿手背腕部上行，出前臂外侧两骨中间，穿过肘部，循上臂外侧至肩部，交出于足少阳胆经之后，转入缺盆，分布于膻中穴处，散络于心包络，过膈膜，会属于本经的上、中、下三焦。它的支脉，从膻中上行，出缺盆，上项部而系于耳后，直上出耳上角，由此屈而下行，绕颊至眼眶下。又一支脉，从耳后转入耳中，再出走耳前，经过客主人穴的前方，（与前支）交于颊，绕颧骨而至于眼外角。

本经由外邪侵犯而发生的病证，则见耳聋，听声音模糊不清，咽部肿痛，喉咙阻塞不利。本经主气所生病证，可见自汗出，眼外角疼痛，面颊疼痛，耳后及肩、臑、肘、臂部外侧都痛，无名指不能随意运动。

附：三焦经循行概况（见图10）

手少阳三焦经，起于无名指的外侧端（关冲），沿手背上行，经上肢外侧正中，过肘达肩入缺盆，下膻中联络心包络，过膈属于三焦。支脉，从缺盆上行，循耳后出耳上角，经耳前系于目。另从耳后转入耳中，出耳前交颊，终于目外眦。

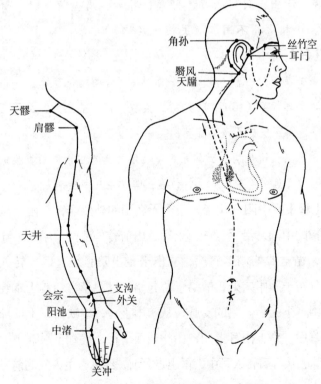

图10　手少阳三焦经循行示意图

必背 胆足少阳之脉，起于目锐眦，上抵头角①，下耳后，循颈，行手少阳之前，至肩上，却交出手少阳之后，入缺盆；其支者，从耳后入耳中，出走耳前，至目锐眦后；其支者，别锐眦，下大迎，合于手少阳，抵于䪼，下加颊车，下颈，合缺盆，以下胸中，贯膈，络肝，属胆，循胁里，出气街，绕毛际②，横入髀厌③中；其直者，从缺盆下腋，循胸过季胁，下合髀厌中，以下循髀阳④，出膝外廉，下外辅骨之前，直下抵绝骨⑤之端，下出外踝之前，循足跗上，入小指次指之间；其支者，别跗上，入大指之间，循大指歧骨⑥内出其端，还贯爪甲，出三毛⑦。

是动则病口苦，善太息⑧，心胁痛，不能转侧，甚则面微有尘，体无膏泽⑨，足外反热，是为阳厥⑩。是主骨所生病者，头痛，颔痛，目锐眦痛，缺盆中肿痛，腋下肿，马刀侠瘿⑪，汗出振寒，疟，胸、胁、肋、髀、膝外至胫、绝骨、外踝前及诸节皆痛，小指次指不用。(《灵枢·经脉》)

【注】

①头角：即额角。

②毛际：指耻骨部的阴毛处。

③髀厌：即髀枢，为环跳穴部位。

④髀阳：指大腿的外侧。

⑤绝骨：穴名，在外踝上三寸许腓骨的凹陷处。

⑥歧骨：指骨骼的分叉处，即足大趾、次趾间的骨缝。

⑦三毛：足大趾爪甲后毫毛处。

⑧善太息：太息，是一种比较深长的呼吸，即叹气、叹息。

指病人频频叹气，多由肝气郁结所致。

⑨体无膏泽：皮肤枯槁，失去润泽。

⑩阳厥：指少阳之气上逆的病证。古人认为，胆经的病证，多是少阳之气化火，火逆冲上所致，故称为"阳厥"。

⑪马刀侠瘿：即瘰疬病。生于腋下，肿硬形长似马刀，故名"马刀"；发于颈旁，累累相连如贯珠，故名"侠瘿"。

【释】足少阳胆经，起始于眼外角，上行至头部额角，下绕耳后，沿颈侧走手少阳三焦经的前面，至肩上，又交叉手少阳三焦经的后面，进入缺盆。它的支脉，从耳后转入耳中，走耳前方，至眼外角之后。又一支脉，从眼外角别出，下行至大迎穴，与手少阳三焦经会合，而至眼眶下部，颊车之上，再下颈，与本经前入缺盆支脉相合，然后下行至胸中，穿过横膈膜，络于肝脏，入属胆腑，沿胁里向下出于气街穴处，绕过阴毛际，横入环跳处。直行的经脉，从缺盆下行走腋，沿胸部过季胁，与前一支脉会合在环跳部，再下沿大腿的外侧出膝外侧，下行腓骨的前方，至外踝上部的绝骨穴处，下经外踝的前方，沿着足背，入足小趾与第四趾的中间。又一支脉，由足背分出，走向足大趾间，沿大趾与其次趾的骨缝，至足大趾的尖端，再回转过来穿过爪甲，至爪甲后的三毛处。

外邪侵犯本经而引起的病变，则见口苦，时常叹气，胸胁部疼痛，身体活动受限而不能转侧，严重者会出现面色灰暗，皮肤枯槁无光泽，足外侧发热，这叫阳厥病。本经主骨所生的病证，可见头痛、颔痛、眼外角痛、缺盆中肿痛、腋下肿、马刀侠瘿等，自汗出，振振寒栗，疟疾，胸、胁、肋、髀、膝部的外侧，直至胫、绝骨、外踝前以及诸关节都痛，足第四趾不

中医入门捷钥
内难经选释

能随意运动。

附：胆经循行概况（见图11）

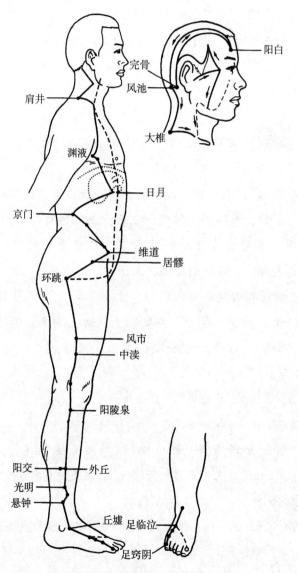

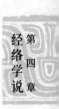
图11　足少阳胆经循行示意图

足少阳胆经，起于目外眦（瞳子髎），下行耳前，上至头角，环耳后达完骨（乳突骨），复折向前至阳白穴，转折向后落项，会于大椎，转入缺盆。一支从缺盆下行，过膈络肝属胆。另支从缺盆别出，经胸侧、腹侧至骶骨，从环跳穴处下行，沿下肢外侧正中，过膝抵踝前，经足背，终于足第四趾的外侧端（足窍阴穴）。

必背 肝足厥阴之脉，起于大指丛毛①之际，上循足跗上廉，去内踝一寸，上踝八寸，交出太阴之后，上腘内廉，循股阴②，入毛中，过阴器，抵小腹，夹胃，属肝，络胆，上贯膈，布胁肋，循喉咙之后，上入颃颡③，连目系，上出额，与督脉会于颠；其支者，从目系下颊里，环唇内；其支者，复从肝别贯膈，上注肺。

是动则病腰痛不可以俯仰，丈夫㿉疝④，妇人少腹肿，甚则嗌干，面尘脱色。是主肝所生病者，胸满，呕逆，飧泄⑤，狐疝⑥，遗溺，闭癃⑦。（《灵枢·经脉》）

【注】

①丛毛：指足大趾背面的汗毛处。

②股阴：指大腿的内侧。

③颃（háng航）颡（shǎng嗓）：指咽后壁上的后鼻道。

④㿉（tuí颓）疝：是疝气病的一种，其表现是阴囊肿大，疼痛或硬结麻木。

⑤飧（sūn荪）泄：指大便稀并夹有不消化食物残渣的一种腹泻，又称完谷不化。

⑥狐疝：亦是疝气病的一种，症见腹股沟肿块时上时下，

时大时小。因疝气在阴囊少腹间出入不定，如狐之出没无常，故
名。

⑦闭癃：小便不通叫"闭"；淋沥不爽为"癃"。

【释】足厥阴肝经，起始于足大趾的丛毛边缘，循足背上
侧，经内踝前一寸处，上至踝骨上八寸，交叉于足太阴脾经的
后方，上至膝腘的内缘，沿大腿的内侧，进入阴毛中，绕过阴
器，入小腹，夹胃上行，入属肝脏，络于胆腑，再上穿过横膈
膜，散布于胁肋，沿喉咙的后方，经过颃颡，连系于目，上出
额部与督脉会合于头顶。它的支脉，从目下至颊里，环绕口唇
内。另一支脉，从肝穿过膈膜，向上注于肺脏。

外邪侵犯本经而引起的病证，则见腰痛不能前俯后仰，男
子患癔疝，妇女少腹肿胀，甚则出现喉咙干燥，面垢无华。本
经主肝脏所发生的疾病，可见胸中满闷，呕吐气逆，飧泄，狐
疝，遗尿，小便癃闭。

附：肝经循行概况（见图12）

足厥阴肝经，起于足大趾的外侧端（大敦穴），沿足背及内
踝前方上行，循小腿前缘抵膝，经大腿内侧入阴毛中，环阴器
而入少腹，夹胃属肝，联络胆腑，上行贯膈而布于胸胁，再上
行，沿喉咙，系鼻腔，注目而交颠。

经络学说 第四章

107

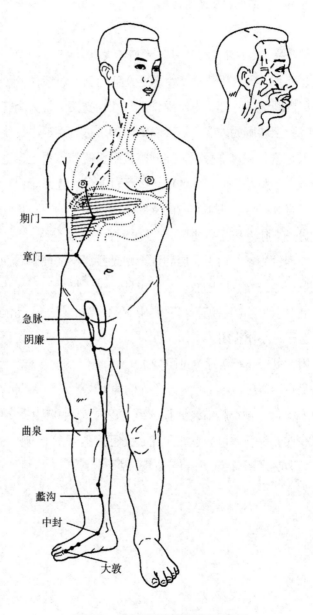

期门

章门

急脉

阴廉

曲泉

蠡沟

中封

大敦

图12　足厥阴肝经循行示意图

督脉^①者，起于下极之俞^②，并于脊里，上至风府^③，入属于脑。（《难经·二十八难》）

督之为病，脊强而厥^④。（《难经·二十九难》）

【注】

①督脉：督，含有"总"或"督促"之意。督脉是奇经八脉之一。因手足三阳经多与此经会合，故又称之为"阳经之海"。

②下极之俞：下极，为极下。俞，通"腧"，即腧穴。下极之俞指会阴穴。会阴穴在前后二阴之间，以躯干来讲，是位于极下部的一个腧穴，故名之。一说，指长强穴，即位于尾骨端与肛门之间的一个腧穴，又名尾闾穴。杨玄操注："下极者，长强也。"

③风府：穴名，属督脉。位于枕骨粗隆直下，两侧斜方肌之间的凹陷中，入发际一寸处。

④厥：指昏厥。

【释】督脉，起于前后两阴之间的会阴穴处，并脊柱之内上行至风府穴，深入联属于脑。

督脉所主的病证，可见脊柱强直，昏厥。

【按】本节及以下五段，叙述了奇经八脉的循行与病证。

奇经八脉，散见于《内经》的许多篇章之中，对经脉的循行、主病等论述，多与它经错综杂论。因《难经》对这部分内容记载较详，故为本书采用。不过，《难经》对其中个别经脉的论述与《内经》及后世医书的记载略有不同，如本节原文说"督脉者，起于下极之俞……入属于脑"，而其他医书记载：督脉起于胞中，出会阴，沿脊柱上行至风府，深入于脑，再

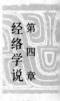

上，经颠顶、鼻头，止于上唇之内。在学习时，可与他书相互参照。

任脉①者，起于中极之下②，以上毛际，循腹里，上关元，至喉咽。（《难经·二十八难》）

任之为病，其内苦结③，男子为七疝④，女子为瘕聚⑤。（《难经·二十九难》）

【注】

①任脉：任，与"妊"通，有"担任""妊养"之意。任脉是奇经八脉之一。因为三阴经脉会于本经，故又称任脉为"阴经之海"。

②中极之下：中极，是任脉的穴位，在脐下四寸处。指中极下方的腧穴，指会阴穴。

③苦结：苦，作甚解。结，是结聚之意。指腹内发生急结的病证。

④七疝：病名。中医认为疝气有七种，即冲疝、狐疝、㿉疝、厥疝、瘕疝、㿗疝、癃疝（上述七疝出于《素问》，与后世所论七疝不同）。

⑤瘕聚：指癥瘕与积聚一类的病证。

【释】任脉，起于中极穴下方的会阴穴处，上行过阴毛，沿着腹部里侧，上行经关元穴而到达咽喉。

任脉所发生的病证，见腹内急结，男子易患七疝，女子多生癥瘕积聚。

阳跷脉①者，起于跟中，循外踝上行，入风池。阴跷

脉^②者，亦起于跟中，循内踝上行，至咽喉，交贯冲脉。（《难经·二十八难》）

阴跷为病，阳缓而阴急^③；阳跷为病，阴缓而阳急^④。（《难经·二十九难》）

【注】

①阳跷脉：跷，为足跟，有矫健敏捷之意。阳跷脉是奇经八脉之一。因本经起于跟中，行肢体外侧，所以称"阳跷脉"。

②阴跷脉：是奇经八脉之一。本经起于跟中，行肢体内侧，所以称为"阴跷脉"。

③阳缓而阴急：《难经集注》吕注："阴跷在内踝上，病则其脉从内踝以上急，外踝以上缓也。"

④阴缓而阳急：《难经集注》吕注："阳跷在外踝上，病则其脉从外踝以上急，内踝以上缓也。"

【释】阳跷脉，起于足根部，沿足外踝而上行，入风池穴处。阴跷脉，亦起于足根部，沿内踝上行而至咽喉，交叉贯穿于冲脉的循行部位。

阴跷发病，则见下肢阳侧外踝以上和缓，而阴侧内踝以上拘急。阳跷发病，下肢阴侧内踝以上和缓，而阳侧的外踝以上拘急。

阳维、阴维^①者，维络于身，溢蓄^②不能环流灌溉诸经者也。故阳维起于诸阳会^③也，阴维起于诸阴交^④也。（《难经·二十八难》）

阳维为病苦寒热，阴维为病苦心痛。（《难经·二十九难》）

【注】

①阳维、阴维：维，即维系之意。属奇经八脉中的两条脉。维系三阳经的叫"阳维"；维系三阴经的叫"阴维"。

②溢蓄：即盈溢有余，积蓄留潴的意思。

③诸阳会：指足太阳膀胱经的金门穴，位于足外踝的前下方，当外踝前缘直下，骰骨下缘处。

④诸阴交：指足少阴肾经的筑宾穴，位于足内踝的上方，当太溪与阴谷的连线上，太溪上五寸，腓肠肌肌腹的内下方。

【释】阳维脉与阴维脉，能够维系网络周身，二脉盈溢留蓄，不能环流灌溉于十二经中，所以阳维脉起于诸阳所会的地方，阴维脉起于诸阴所交之处。

阳维脉发病，多属表证而见发热恶寒。阴维脉发病，多为里证而见胸痹心痛。

冲脉①者，起于气冲②，并足阳明之经，夹脐上行，至胸中而散也。（《难经·二十八难》）

冲之为病，逆气而里急。（《难经·二十九难》）

【注】

①冲脉：冲，有"冲要"之意，经脉自下而上。冲脉是奇经八脉之一。因本经为十二经之要冲，故有"十二经之海"与"冲为血海"之说。

②气冲：即气街穴。

【释】冲脉，起于气冲穴处，并于足阳明胃经的内侧，夹脐两旁上行，至胸中而散。

冲脉发病，则气从少腹上冲，腹中急痛。

带脉①者，起于季胁，回身一周。(《难经·二十八难》)

带之为病，腹满，腰溶溶②若坐水中。(《难经·二十九难》)

【注】

①带脉：是奇经八脉之一。因本经如同束带一样，围腰一周，故而称之。

②溶溶：形容腰部软弱无力。滑伯仁说："溶溶，无力貌。"

【释】带脉，起于胁肋的下部，如束带一样环腰一周。

带脉发病，则腹中胀满，腰部无力，如同坐在水中一样而软弱发凉。

第五章

病因病机

病因，就是发病的原因，中医亦称它为"病邪"或"邪气"。病机，是疾病发生、发展与变化的机理，实际也就是指机体受邪后的内在病机变化。

在病因方面，《内经》根据内伤、外感，把许多致病因素分成阴阳两类，并对各种致病因子的特点与临床表现等进行了扼要阐述。尤其在论述外邪伤人时，突出强调了机体正气在抗病中的作用，这是很科学的，应当加以重视。在病机方面，《内经》以脏腑经络的生理功能为基础，运用阴阳学说的原理，结合四时气候的影响，以及机体内在环境的对立统一观念，论述了正邪消长、阴阳失调和升降失常的复杂病机变化。这些宝贵经验和精辟论述，是中医病因病机学说的重要内容，是值得我们学习的。这里就《内经》《难经》中的主要原文，注释如下：

夫邪之生也，或生于阴①，或生于阳②。其生于阳者，得之风雨寒暑；其生于阴者，得之饮食居处，阴阳喜怒②。（《素问·调经论》）

【注】

①生于阴：指邪气生于体内，为内伤之候。

②生于阳：指邪气生于体表，属外感之类。

③阴阳喜怒：指阴阳失调和喜怒失节的病机变化。

【释】邪气伤人，或伤于阳邪，或伤于阴邪。伤于阳邪的，是感受了自然界的风雨寒暑不正之气。伤于阴邪的，是得之饮食失节，起居无常，以及脏腑、经络、气血失调，暴喜暴怒。

【按】本节根据内伤与外感两个方面，把病因分成阴、阳两类。

原文中虽然只提到"风雨寒暑"，实际是指风、寒、暑、湿、燥、火六淫之邪而言。而"饮食居处""喜怒",具体是指饮食劳倦和喜、怒、忧、思、悲、恐、惊的七情所伤。

《内经》这种以邪气性质与受邪部位进行分类的方法,为后世病因学的发展打下了基础。

必背 卒然逢疾风暴雨而不病者,盖无虚①,故邪不能独伤人。此必因虚邪②之风,与其身形,两虚相得③,乃客④其形。(《灵枢·百病始生》)

【注】

①虚:指人体正气虚。

②虚邪:指四时不正之气。

③两虚相得:指人体虚弱,又感受了虚邪而发病。

④客:客居,指外来的邪气入侵。

【释】有的人突然遭遇疾风暴雨的侵袭却不得病,主要是因为机体正气不虚,所以,邪气不能单独伤害人体。凡是得了疾病,必因正气不足,又加上感受了风寒湿热等外邪,两者相合,邪气才能乘虚伤害人体而发生疾病。

【按】本节论述了内因(正气)与外因(邪气)在发病中的关系。

原文通过"卒然逢疾风暴雨"有得病和不得病的对比,说明"两虚相得"是外感病发生的机理。从根本上来讲,疾病发生的关键在于内因,外因必须通过内因才能起作用。这种正确的观点,是中医学的特色,值得我们加以重视。

故犯贼风虚邪者,阳受之;食饮不节,起居不时者,阴受之。阳受之则入六腑，阴受之则入五脏。入六腑则身热，不时卧，上为喘呼①；入五脏，则䐜满②闭塞，下为飧泄，久为肠澼。(《素问·太阴阳明论》)

【注】

①喘呼：即气逆喘息。

②䐜(chēn嗔)满：䐜，即饱胀之意。指胸腹胀满的症状。

【释】贼风虚邪侵犯机体，在外的阳气先受侵袭；饮食不节，起居失常，在内的阴气先受影响。阳气受病，可传入六腑；阴气受病，而传入五脏。邪入六腑时，则症见身热，不能按时安卧，在上表现为气逆喘息；邪入五脏时，则胸腹胀满，痞塞不通，在下表现为泄泻，日久会发展成为痢疾。

【按】本节阐述了外感和内伤病发生的病机及临床表现。

风寒之邪侵入机体，可由表入里化热，会出现身热，不时卧。肺与大肠相表里，阳明胃与大肠经热盛，上迫于肺，宣降失常，所以症见气逆喘息。治疗当以清热宣肺，则喘息自平。

情志失调或外邪传入五脏，就会影响五脏气机而导致功能失调，出现胸膈胀满、两胁胀痛等症状；饮食劳倦，就会伤及脾胃，脾胃气虚，则运化、腐熟等功能减弱，病人就会出现脘腹胀满、泄泻。湿邪日久化热，湿热蕴结，又可成为痢疾。

必背 有正经自病，有五邪所伤，何以别之？然，忧愁思虑则伤心，形寒饮冷则伤肺，恚①怒气逆，上而不下则伤肝，饮食劳倦则伤脾，久坐湿地，强力入水②则伤肾，是正经之自病也。何谓五邪？然，有中风，有伤暑，有饮食劳倦，有伤寒，有中湿，此之谓五邪。(《难经·四十九

难》)

【注】

①恚（huì汇）：怨恨。

②强力入水：指用力过强，汗出而入水中。

【释】疾病的形成，有十二正经自病的，有五邪所伤导致的，如何区别呢？答：忧愁思虑太过，就会伤心。形体受寒、饮食寒凉过多，就会伤肺。恼怒太过，气逆于上而不下行，就会伤肝。饮食不节，劳累过度，就会伤脾。长时间坐卧于潮湿的地方，强行用力、汗出后入于水中沐浴，就会伤肾，这就是正经自病。什么是五邪呢？答：病有感受风邪的，有伤于暑邪的，有伤于饮食劳倦的，有伤于寒邪的，有伤于湿邪的，这就是五邪所伤。

【按】本条讨论了正经自病和五邪所伤的区别。

正经自病，是指病邪直接伤及内脏，其中包括情志所伤、受寒饮冷和饮食劳倦等数种；五邪所伤，主要是指五种邪气伤害机体致病。值得注意的是，"饮食劳倦"既为"自病"，又属"五邪"。可见，"后天之本"脾胃更容易受到伤害。脾胃一伤，诸病由生。这在中医的病因学中，占有重要的地位。

忧思伤心；重寒①伤肺；忿怒伤肝；醉以入房，汗出当风伤脾；用力过度，若入房汗出浴，则伤肾。（《灵枢·百病始生》）

【注】

①重寒：重，重复、反复。形体受寒再加之过饮寒凉。

【释】忧愁和思虑过度，则伤心；形体受寒再加上饮冷，则伤肺；忿怒的情志变化，则伤肝；酒醉后而行房事，汗出受风，则伤脾；用力过度或行房事而汗出后洗浴，则伤肾。

【按】本节指出了损伤五脏的病因。其中"重寒伤肺"，是因肺为娇脏，又外合皮毛，所以寒邪侵犯机体则肺先受病，若再滥饮寒冷之品，脾胃受寒，母病传子，更伤于肺，内外皆伤，因此称为"重寒"。其证为寒热疼痛，气逆而上，咳嗽呕哕等，当以温肺散寒、降逆止咳的方法，予以治疗。

◎必背 喜怒不节则伤脏，脏伤则病起于阴也，清湿①袭虚，则病起于下，风雨袭虚，则病起于上，是谓三部。（《灵枢·百病始生》）

【注】

①清湿：清，寒冷。清冷的湿气。

【释】喜怒过度，则伤于内脏，内脏受伤，则疾病起于在里的阴分；清湿乘虚侵袭机体，则疾病起于下部；风雨乘虚而入，则疾病起于上部。这叫三部之气。

【按】本节概要说明了七情、六淫之邪的所伤部位。

情志过激，可直接伤及内脏，进而造成经络、气血失和，发生一系列内在脏腑功能失调的变化；而六淫侵袭机体，主要伤于肌表，由外而传变于内。

风寒伤形，忧恐忿怒①伤气。气伤脏，乃病脏；寒伤形，乃应形；风伤筋脉，筋脉乃应。此形气外内之相应也。（《灵枢·寿夭刚柔》）

【注】

①忧恐忿怒：是喜、怒、忧、思、悲、恐、惊七情的简缩语。

【释】风寒之邪自外而侵袭形体，忧恐忿怒等情志失调从内而伤于五脏气机；五脏气机失调就会影响到五脏的功能活动，于是五脏就会生病；寒邪侵袭形体，于是形体就会有相应的病证；风邪入侵损伤筋脉，筋脉就会出现相应的病证。这就是形体与五脏之气受到损伤而相应出现的外内病证。

【按】本条进一步从内因和外因两个方面，阐述了形、气受伤的发病规律。伤形者多为风寒之邪，自外而入，伤及形体与筋脉；伤气者多因七情所致，自内而生，伤及五脏。这是疾病生成的初起阶段，进一步发展，风寒之邪也会内传入里伤及脏腑，而情志为病亦能向外累及五体与五官诸窍。

⊙必背 阴气①者，静则神藏，躁②则消亡。饮食自倍，肠胃乃伤。（《素问·痹论》）

【注】

①阴气：此处指五脏之阴精。

②躁：动也，躁动不安。

【释】五脏的精气，在清静调和时能够藏守于内，如果情志躁动不安，精气就会耗散。若饮食过量，肠胃就会受到伤害。

【按】本条论述了情志躁动能耗散阴精和饮食过量而损伤肠胃的病因病机，并以此阐述了引起五脏痹和六腑痹发生的内因。

五脏主藏精，与神志有着密切的关系。五脏功能正常则人的精神安定调和，脏得所养、则神志自如。如果喜怒忧思悲恐惊等情志变化剧烈，或不良情绪持续时间过长，又可伤及五脏的阴精。

饮食是维持人体生命活动的重要物质，如果饮食不节而摄入过量，又可损伤肠胃，这是临床上常见的发病因素，值得在辨证和治疗中加以注意。

💬**必背** 久①视伤血，久卧伤气，久坐伤肉，久立伤骨，久行伤筋，是谓五劳②所伤。（《素问·宣明五气》）

【注】

①久：指持续而过长的时间，下同。

②五劳：指上述五种过劳行为。

【释】用眼过度，就会伤血；卧睡过多，就会伤气；久坐少动，就会伤肉；长久站立，就会伤骨；行走过多，就会伤筋。这就是五种过劳行为所造成的损伤。

【按】五劳所伤，是内因劳倦中的一个方面。因肝藏血，血养目，故久视可伤肝血。脾主运化，主肌肉，又有益气的作用，若过度静卧多睡，可影响脾的健运，脾气虚则中气亏虚，肌肉失养。筋、骨主管运动，为肝肾所属，若过度站立、行走，不仅直接损伤筋骨，还能影响肝肾所藏的阴精，肝肾不足，筋骨失养，而症见肢体痿软无力。上述诸损，皆属虚候，故治疗应视其发病的脏腑而补之。

余闻五疫①之至，皆相染易②，无问大小，病状相似。

（《素问·刺法论》）

【注】

①疫：是病邪中的一种，又称"戾气""疠气""毒气"或"杂气"等，具有强烈的传染性和流行性。

②染易：易，交换。指相互交叉感染。

【释】五疫的发生，都有相互传染的可能，一旦发病，无论是大人还是小孩，他们的症状表现都是差不多的。

【按】本段说明了古人在很早以前，对传染性疾病就有了一定的认识。这对后世病因学的发展，以及对传染性疾病的防治等，奠定了基础。

🌀必背 邪气①盛则实，精气夺②则虚。（《素问·通评虚实论》）

【注】

①邪气：指六淫（风、寒、暑、湿、燥、火）或体内的病理产物（如痰、饮、血瘀、气滞）等。

②精气夺：精气，为机体中的营、卫、气、血、津液。夺，损伤之意。

【释】虚证和实证是正气与邪气相比较而言的，如果是邪气偏盛，则为实证，若是精气不足，则属于虚证。

【按】本条是虚实证的定义。虚证和实证，在临床上可以单独出现，有时二者亦可并见，即所谓"虚中夹实"或"实中夹虚"的病证。这样，就需要在临证之时详辨其虚实，按补虚泻实或攻补兼施的法则，进行治疗。

是故百病之始生也，必先客于皮毛，邪中之^①则腠理开，开则入客于络脉，留而不去，传入于经，留而不去，传入于腑，廪^②于肠胃。邪之始入于皮也，泝然起毫毛^③，开腠理；其入于络也，则络脉盛，色变；其入客于经也，则感虚乃陷下^④；其留于筋骨之间，寒多则筋挛骨痛，热多则筋弛骨消，肉烁䐃破^⑤，毛直而败^⑥。（《素问·皮部论》）

【注】

①邪中（zhòng 仲）之：中，侵袭。之，代词，指皮毛。外邪侵袭皮毛。

②廪：积聚、盘踞。

③泝（sù 素）然起毫毛：泝，同"溯"，逆流而上。此句形容邪气侵犯皮肉后，毫毛直立，战栗恶寒的样子。

④感虚乃陷下：指邪气侵袭人体，必因虚而内陷于里。

⑤肉烁（shuò 朔）䐃（jiǒng 窘）破：烁，同"铄"，消损之意。䐃，指隆起的大肌肉块，如肱二头肌、小腿的腓肠肌等。肉烁，指肌肉因热邪熏蒸而消损。䐃破，指机体因热盛而使肌肉破损。

⑥毛直而败：因热邪伤津，不能荣润皮毛而枯槁。

【释】许多疾病开始发生，必先从皮毛起。当邪气侵犯皮毛时，腠理就要张开，于是邪气乘虚进入络脉，留而不去，必然要内传于经脉，邪在经脉中，留而不去，又会继续深入，侵犯六腑，盘踞于肠胃之中。当邪气侵犯皮毛时，人的毫毛直立，腠理开张，出现战栗畏寒的症状；邪气若进入络脉，就会使络脉满盛，颜色改变；若邪气在经脉处留恋不去，那么就一定会因机体正气的虚弱而深入内陷于脏腑之中。当邪气存留于筋骨之间时，将有两种不同的情况出现：若偏重于寒邪为患的，则见筋脉挛急，骨节疼痛等症；若偏重于热邪为患的，则见筋骨痿软，肌肉消瘦或破损，以及皮毛枯槁等症。

【按】本条指出外邪侵入人体后，由表入里、由浅入深的途径和临床表现与病机变化。

外邪侵入人体后，以皮毛、络脉、经脉、脏腑等四个阶段逐渐深入。故医者要善于审察病情，以邪气未入之时，及早治之。若医治失当，邪气留而不去，病势蔓延，则会造成复杂的病变。所以《素问·阴阳应象大论》说："邪风之至，疾如风雨。故善治者治皮毛，其次治肌肤，其次治筋脉，其次治六腑，其次治五脏。治五脏者，半死半生也。"这足以说明把握病机、早期治疗的重要性。

虚邪之中人也，洒淅动形①，起毫毛而发腠理。其入深，内抟②于骨，则为骨痹。抟于筋，则为筋挛。抟于脉中，则为血闭不通，则为痈。抟于肉，与卫气相抟，阳胜者则为热，阴胜者则为寒，寒则真气去，去则虚，虚则寒。抟于皮肤之间，其气外发，腠理开，毫毛摇，气往来行，则为痒；留而不去，则痹；卫气不行，则为不仁。（《灵枢·刺节真邪》）

【注】

①洒淅动形：洒淅，寒栗怕冷的样子。形，指人的形体。因寒冷而身体颤动战栗。

②抟：滞留、附着之意。

【释】虚邪侵袭人身，引动形体出现寒栗怕冷、毫毛竖立、腠理开发等反应。如果邪气向里深入发展，滞留于骨，则成为骨痹；滞留于筋，则为筋挛；滞留于脉中，则导致血闭，气血不通则蕴积热毒而发为痈。邪气滞留于肌肉，与卫气结聚在一起，若阳邪偏盛，则表现为发热，若阴邪偏盛，就会出现恶寒。由于寒邪盛于体内，就会损伤真气，则造成阳气虚衰，阳虚则寒邪就会附着于皮肤之间。若邪气向外发于体表，可使腠理开张，毫毛动摇，因邪气往来流行于肌肤之间，故出现皮肤发痒。若邪气留在肌肤之间而不去，就会发为痹证。若影响了卫气的运行，则表现为麻木不仁。

【按】本条原文进一步阐述了外邪侵犯人体后，因伤害部位不同而发生的多种疾病和病机变化。

条文所述仅为经脉受病，邪气尚未深入脏腑的阶段。其中的骨痹、筋挛、麻木不仁、痛痒等，与《素问·痹论》中所论的五痹大体相同。

风成为寒热，瘅成为消中①，厥成为颠疾，久风为飧泄，脉风成为疠②。病之变化，不可胜数。（《素问·脉要精微论》）

【注】

①瘅（dàn 但）成为消中：瘅，热邪蕴积而成。消，指消化水谷的机能亢进。中，指中焦脾胃。消中，表现为多食数溲。指热盛积久会转变成消中病。

②疠：即疠风，又名大风，现称之为麻风，是因感受暴疠风毒，邪滞肌肤而成。

【释】因风形成的疾病，将变为恶寒发热的寒热病；因热邪蕴积形成的疾病，将变为多食数溲的消渴病；因气逆形成的疾病，将变为颠疾；风邪内入，留恋日久，伤及脾胃，将变为消化不良的飧泄病；山岚瘴气的毒风，侵入经脉之中，将变为麻风病。病的变化很多，不可能全部列举出来。

【按】本条主要讨论了寒热、消中、颠疾、飧泄、疠风五种疾病的成因及其病机变化。从中可以看出某一种疾病形成后，若治疗不当，病邪留恋不去，将会转变为另一种更为严重的疾病。

原文中的"寒热"，主要是指感受风邪而引起的发热恶寒的外感病，治疗宜以辛温解表为法。"消中"是消渴病的一种，中医将消渴病分为上、中、下三消。上消属肺，中消属胃，下消属肾。皆为热邪蕴积而成，即所谓"瘅"。热积蓄于中焦，熏蒸脾胃，脾胃功能亢进，故见消谷善饥，饮食量倍常，小便数而甜，治法当以养胃、降火、生津为主，用白术、山药、花粉、黄连、生地之品，宜润不宜燥。所以，朱丹溪说"三消皆禁用半夏"，是因半夏性燥，服之可伤胃阴，使虚者愈虚。"颠疾"，王冰注解为"气逆于上而不已，则变为上颠之疾"，上颠，指气逆于颠顶，可知"颠"即指头部而言。吴昆则认为，"颠、癫同，古通用"，将"颠"释为"癫"，即指癫狂病中的"癫证"。根据癫证多发于气逆，是由痰气相结而成的道理，我们认为吴氏的说法符合原意。

冬伤于寒，春生瘅热①；春伤于风，夏生飧泄肠澼；夏伤于暑，秋生痎疟②；秋伤于湿，冬生咳嗽。（《灵枢·论疾诊尺》）

【注】

①瘅热：此指温热病。

②痎（jiē皆）疟：为疟疾病的一种，指经年不愈的老疟。

【释】 冬季伤于寒邪，邪气潜伏体内，至春季阳气生发之时，便可化热而生温热病；春季伤于风邪，邪气乘脾，至夏季多湿之时，湿气困脾而生泄泻、痢疾；夏季伤于暑邪，热邪伏藏，至秋季复感次寒（凉燥）之邪，寒热交争而生痎疟；秋季伤于湿邪，伏于体内，至冬季阴盛之时，痰湿上犯而发为咳嗽。

【按】 本节论述了伏邪发病及其临床表现。伏邪发病，主要是指感受四季当令的邪气（如春伤于风，夏伤于暑，秋伤于燥，冬伤于寒，长夏伤于湿），病邪伏藏体内，经过一段时间的蕴郁，遇某种因素的诱发而生病。此种观点首创于《内经》，而后世温病学派多有发挥，并对伏邪的解释亦有所不同。如清代叶子雨（著《伏气解》）说："或问寒为阴邪，何以至春而必温病？盖冬至一阳渐生，人身之阳气内盛，被冬日严寒杀厉之气所折，深浃于肌髓之间，至春内伏郁结之阳气，为外邪触发，伏气既得发泄，遇天气之阳热，两热相干，发为温病。"可见，叶氏认为，冬伤于寒，春必病温的伏气，并不是冬日所伤的寒邪，而是人体内被冬日严寒所折，郁而内藏的阳气，至春发为温病。至于原文说的"秋伤于湿"，并非伤于秋季当令之邪，这是因为湿土旺于四季之末，而人感受秋后之湿的缘故。

必背 风胜则动，热胜则肿，燥胜则干①，寒胜则浮②，湿胜则濡泄③，甚则水闭胕肿④，随气所在，以言其

变耳。(《素问·六元正纪大论》)

【注】

①干：指津液干枯，外在表现为口、唇、鼻及肤干燥。

②浮：虚浮状，为水肿之轻者，按之则见。

③濡泄：即湿泻，其表现为大便溏泄兼身重、胸闷、口黏腻等。

④水闭胕肿：水闭，小便不通。胕肿，即浮肿，水肿之甚者，皮肤按之陷下不起。

【释】机体感受邪气，各有不同的表现，若风气偏盛的则肢体疼痛，游走不定，热气偏盛的则见局部红肿，燥气偏盛的则津液干枯，寒气偏盛的则皮肤虚浮，湿气偏盛的则发水泻，甚至湿气内停，小便不通，浮肿。随着邪气的所在及其发病特点，就可以知道疾病的内在变化了。

【按】本条叙述了风、热、燥、寒、湿五种邪气的致病特点。

风邪为六淫之首，其性善行而数变，所以侵入人体后，其病变特点为游走不定，痛无定处。热邪包括六淫的暑与火两个方面。如《素问·五运行大论》说："其在天为热，在地为火……其性为暑。"热邪蕴积灼伤血脉，故病变为肌肤红肿。燥邪为六淫之一，是秋季的主气，其气清肃，其性干燥，所以病变表现为皮肤干燥。此外，唇干、鼻燥、便秘、咳嗽少痰等，均为燥邪伤津所致。寒为阴邪，其性收引，感之则滞气凝血，气不布津，水湿停留，故见肢体浮肿。如《素问·气交变大论》说："寒气流行……则腹大胫肿。"湿邪为阴邪，其性重浊黏腻，为病则缠绵难愈。湿气困脾，运化失职，肠中清浊不分，则见濡泄；若水湿溢于皮肤，则发为水肿。所以风动、热肿、燥干、寒浮、湿泻的临床表现与上述五种邪气的性质，是分不开的。这一特点，对临床审因辨证的意义很大。

●必背 因于寒，欲如运枢①，起居如惊②，神气乃浮。因于暑，汗，烦则喘喝③，静则多言，体若燔炭④，汗出而散。因于湿，首如裹，湿热不攘⑤，大筋软⑥短，小筋弛⑦长，软短为拘⑧，弛长为痿。因于气，为肿，四维相代⑨，阳气乃竭。（《素问·生气通天论》）

【注】

①运枢：枢，即门轴。指户（门）枢的运转。

②起居如惊：指起居无常，如同受到惊吓一般坐卧不定。

③喘喝（hè贺）：呼吸急促而发出"喝喝"的声音。

④燔（fán凡）炭：燔，焚烧。形容身体如同焚烧木炭一样灼热。

⑤攘（rǎng壤）：消除的意思。

⑥软：筋脉收缩。

⑦弛：松懈无力。

⑧拘：挛急，不得伸展。

⑨四维相代：四维，指四肢。相代，互相替代。此指因气虚而形成的肿病，四肢交替浮肿。高士宗注，"四肢行动不能，彼此借力而相代也"，亦通。一说，即四时邪气更替伤人。杨上善注："四时之气，各自维守，今四气相代，则卫之阳气竭壅不行，故为肿也。"

【释】当有寒邪侵袭的时候，人体内的阳气就好像运转的户枢一样，运行于体表而起着卫护肌体、抵御外邪的作用，如果经常起居无常、起卧躁扰不宁，人的神气（此处指阳气）将因此而向外浮越，邪气也将因此而乘虚侵入，势必导致疾病丛生的后果。若因暑邪所伤，则多汗，烦躁，甚至喘促而喝喝有声，静卧神昏谵语，身体发热像火灼一样严重，必须用发汗的方法，身热才能消散。若因湿邪所伤，则病人头部如被物包裹一样有困重感。湿热之邪不消除，可使大筋软短，小筋弛长，软短则为拘挛，弛长则成痿证。若因气虚，则四肢肿胀，交替为病，这是阳气衰竭的表现。

【按】本条说明了阳气失常而感寒、中暑、伤湿、湿热和气虚作肿的病因及临床症状。外感暑邪，可导致阳暑与阴暑两种不同的病证。

阳暑：由于夏日外感暑邪，暑为阳邪，其性升散，故致腠理开泄而汗出。暑热内蕴不解，上迫心肺，扰心神则烦躁不安，迫肺则肺气上逆而喘促喝喝有声。若大量汗出伤津耗气，邪热伤阴以致神明失养，则出现精神内乱、嗜卧、谵语等。治疗当以清暑益气生津为主。

阴暑：由于夏月贪凉饮冷，避暑于阴寒之地，即夏月感受寒邪，寒邪侵犯体内，卫阳起而抗争，正邪交争则发热。热邪虽甚，但汗出而散，可用发汗解表法治疗。

"因于湿……弛长为痿"一段原文，论述了感受湿邪会出现头部困重如被物裹，继而出现筋脉或拘挛或痿废不用的病证。这是因为湿性重浊，头为诸阳之会，湿伤头部，阻遏清阳，则头部困重如被物裹。又因湿性黏滞重浊，郁久化热，则湿热蕴结而不去，若热重于湿，热邪伤血灼筋，则筋脉失去濡养而拘急。若湿重于热，湿邪内困，阻遏阳气，则筋脉失去温养而松弛痿废不用发为痿证。

关于"因于气，为肿"，后世医家认为当是因于风，即感受风邪，则风水相搏，导致水液停留体内，泛溢于肌肤而浮肿，此为风水之证。

身半以上者，邪①中之也；身半以下者，湿中之也。故曰：邪之中人也，无有恒常，中于阴则溜②于腑，中于阳则溜于经。（《灵枢·邪气脏腑病形》）

【注】

①邪：这里指风寒等邪而言。

②溜：与"流"同，即流传之意。

【释】 半身以上发病的，多由风寒等邪气所致，半身以下发病的，多由湿邪所致。所以说，外邪侵袭机体，不一定在它入侵的地方发病。外邪侵犯于五脏阴经，会流传于属阳的六腑，外邪侵犯于六腑阳经，会直接流传在本经的通路上发病。

【按】 风、寒、湿虽同属外来的邪气，但由于三者性质的不同，所以侵犯人体后的表现部位亦各异。因风为阳邪，其性升散，故风寒之邪伤人，则多表现于人体的上部。由于湿邪重浊，多趋于下，所以湿邪中人，则多表现在机体的下部。这只是一般的发病规律。事实上，外邪伤人还有不同的传变过程，发病的部位不一定固定在邪气侵入的部位。在临证之时，当详辨。

寒伤形，热伤气①。气伤痛，形伤肿。故先痛而后肿

者，气伤形也；先肿而后痛者，形伤气也。(《素问·阴阳应象大论》)

【注】

①寒伤形，热伤气：寒为阴邪，形体亦属阴，故寒邪易伤形体；热为阳邪，气亦属阳，所以热邪易伤气分。这是由于阴阳同气相求的缘故。

【释】 寒邪伤人形体，热邪伤人气分；气分受伤则为疼痛，形体受伤则为肿胀。所以，先疼痛而后肿胀的，是气分先伤而后累及于形体；先肿胀而后产生疼痛的，是形体先病而后累及于气分。

【按】 本条指出了寒热之邪伤人的不同表现及形、气发病的关系。

"寒伤形""形伤肿"是临床上常见的一种证候，此乃外感寒邪，损伤阳气，气不布津，水湿内停、泛溢而成，多见于水肿病中的"阳水"。此外，水肿还有因脾虚失运、肾失开合等形成者，多属于"阴水"。至于原文提到的"热伤气""气伤痛"，不能单纯理解为"痛"皆由热邪引起。就其病因来讲，痛有因热、因寒、因虚、因气滞血瘀等数种，其中以寒痛为多，热痛者少，临证不可不辨。

必背 帝曰：愿闻人之五脏卒痛，何气使然？岐伯对曰：经脉流行不止，环周不休，寒气入经而稽迟①，泣②而不行，客于脉外则血少，客于脉中则气不通，故卒然而痛。(《素问·举痛论》)

【注】

①稽迟：稽，留止不行。久留不去之意。

②泣：音义同"涩"，指经脉中的气血运行涩滞。

【释】黄帝说：我希望听一听人的五脏突然发生疼痛，是什么原因造成的？岐伯回答说：经脉中的气血无休止运行，环流周身各处。若寒邪侵入经脉之中，久留而不去，可造成气血涩滞而不行，寒邪侵犯于经脉之外，则脉外的血液减少；若寒邪侵入经脉之中，则脉气不通，所以会出现突然疼痛的症状。

【按】本条讨论了寒邪侵入脉中、脉外所出现的病机变化和症状。寒邪是产生疼痛的主要原因。

"客于脉外则血少，客于脉中则气不通"，概括了疼痛的病机分为虚实两种。虚者，是因为感寒后，寒性收引，使经脉收缩，而血气衰少，或血流不畅，不荣则痛；实者，是因为感寒后，寒性凝滞，致使经脉气血运行涩滞不畅，不通则痛。此句是因寒致痛病机的总纲。

寒为阴邪，其性收引，感之可抑阳而凝血，气血不通，因此可产生疼痛的症状。无论是体内体表或脉内脉外，如果感受寒邪，大都有这种临床表现。

寒气客于脉外则脉寒，脉寒则缩蜷①，缩蜷则脉绌②急，绌急则外引小络③，故卒然而痛，得炅④则痛立止；因重中于寒，则痛久矣。寒气客于经脉之中，与炅气相薄则脉满，满则痛而不可按也。寒气稽留，炅气从上，则脉充大而血气乱，故痛甚不可按也。寒气客于肠胃之间，膜原⑤之下，血不得散，小络急引故痛，按之则血气散，故按之痛止。寒气客于夹脊之脉⑥，则深按之不能及，故按之无益也。寒气客于冲脉，冲脉起于关元，随腹直上，寒气客则脉不通，脉不通则气因之，故喘动应手⑦矣。寒气客于背俞之脉⑧则脉泣，脉泣则血虚，血虚则痛，其俞注于心，故相引而痛，按之则热气至，热气至则痛止矣。寒气客于厥阴之脉，厥阴之脉者，络阴器，系于肝，寒气客于脉中，则血泣脉急，故胁肋与少腹相引痛矣。厥气客于阴股⑨，寒气上及少腹，血泣在下相引，故腹痛引阴股。寒气客于小肠膜原之间，络血之中，血泣不得注于大经⑩，血气稽留不得行，故宿昔而成积⑪矣。寒气客于五脏，厥逆上泄⑫，阴气竭，阳气未入，故卒然痛死不知人，气复反则生矣。寒气客于肠胃，厥逆上出，故痛而呕也。寒气客于小肠，小肠不得成聚⑬，故后泄腹痛矣。热气留于小肠，肠中痛，瘅热焦渴，则坚干不得出，故痛而闭不通矣。（《素问·举痛论》）

【注】

①缩蜷：此为收缩不伸之意。

②绌（chù触）：即屈曲的意思。

③小络：指在外的细小络脉。

④炅（jiǒng炯）：与热同。

⑤膜原：胸腹腔内筋膜及脂膜之间的空隙。张介宾注："膜，筋膜也。原，肓之原也。肠胃之间，膜原之下，皆有空虚之处。"

⑥夹脊之脉：指脊柱两侧深部的经脉，即伏冲、伏膂之脉。

⑦喘动应手：指腹中动脉跳动应手。

⑧背俞之脉：指背部足太阳膀胱经脉。

⑨阴股：大腿内侧。

⑩大经：较大的血脉。

⑪宿昔而成积：宿昔，日久的意思；积，指积块。

⑫上泄：指厥逆之气上越的症状。

⑬小肠不得成聚：指小肠不能接受由胃中传下的食糜。

【释】寒邪侵袭于经脉之外，则经脉受寒而收缩，收缩则经脉屈曲拘急，因而牵引在外的细小络脉，所以突然发生疼痛。如得热气温之，则疼痛立止，若再受寒邪侵袭，则疼痛就会长时间不愈。寒气侵犯于经脉当中，与人体热气相互交迫，则经脉满盛，疼痛而不可按压。寒气留止，热气上迫，则经脉充大，而气血混乱，所以疼痛厉害，不可触按。寒气侵袭于肠胃之间，膜原之下，血气不得散行，细小络脉拘急牵引，所以疼痛，以手揉按，则血气消散，所以按之疼痛停止。若寒气侵袭于夹脊之脉，重按也不能达到病所，所以按之无效。寒气侵入冲脉，冲脉起始于脐下三寸的关元穴，沿腹部直上。若寒邪侵入，则冲脉不通畅，血液不行，气也随之而滞，所以症见腹痛，按之腹部动脉搏动应手。寒气侵袭于背俞之脉，可致血脉流行涩滞，脉涩则血虚，血虚则疼痛，因为背俞和心脏相连，所以相互牵引而痛。按之则热气应手而至，热气至则疼痛停止。寒气侵入足厥阴经脉，足厥阴肝经环绕阴器，联系于肝脏，寒邪侵入脉中，血凝不能通畅，脉络拘急，所以胁肋和少腹牵引作痛。厥气侵于阴股，寒气上行于少腹，血滞涩于下，互相牵引，所以腹痛牵引阴股。寒气侵袭于小肠膜原之间，血络之中，则血涩而不能流注于大的经脉之中，因气血留止而不

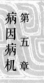

能畅行，所以日久便形成积块。寒气侵袭于五脏之中，则厥逆之气上越，阴气内竭，阳气未入，所以突然疼痛剧烈，甚至昏死不省人事，如果阳气复反，则能苏醒。寒气侵袭于肠胃，厥逆之气上冲，所以胃痛伴有呕吐。寒气侵袭于小肠，小肠不能受盛，所以泄泻与腹痛并见。热气停留于小肠，则肠中疼痛，发热，口渴，大便坚干难下，故见腹痛伴有大便闭结不通。

【按】本节重点阐述了十四种疼痛的病因病机、症状及鉴别，指出邪气侵犯的部位不同，其病机与症状表现亦各有差异。各种疼痛的病机虽然复杂，但皆以寒、热、虚、实为辨证要点，在临证之时，当需四诊综合分析，详查明辨。

从原文提到的寒痛"得炅则痛立止""按之痛止"等，则说明温经、活血是治疗寒邪所导致的各种疼痛的基本法则。学习时，可参照上条。

故悲哀愁忧则心动①，心动则五脏六腑皆摇②，摇则宗脉③感④，宗脉感则液道⑤开，液道开，故泣涕出焉。（《灵枢·口问》）

【注】

①心动：指心神动荡不安。

②摇：为摇动不安之意，这里作失常讲。

③宗脉：宗，有总的含意。指许多经脉集合处。

④感：即触动之意。

⑤液道：指泣、涕流出之管道。

【释】悲哀愁忧太过等情志变化，会使心神动荡不安，心神动荡则可使五脏六腑的功能失常，进而会触动到与宗脉相连系的目、口、鼻各处，从而使液道开而流出涕、泪来。

【按】本节说明了情志所伤与神明之心（脑）在发病中的关系及其脏腑失调所出现的病机变化。

喜怒忧思悲恐惊太过等情志的变化，首先使主管"神明"的心发生异常改变，然后由心反映到内脏上来，并在五脏六腑以及经脉上发生相应的病证，如怒伤肝，会造成肝气郁结；恐伤肾，导致肾精衰退、肾气不固等。这样的病因病机及其病证发生的过程，正是中医学"形神合一"整体观念在发病中的反映。

必背 余知百病生于气也，怒则气上①，喜则气缓，悲则气消，恐则气下，寒则气收，炅则气泄，惊则气乱，劳则气耗，思则气结，九气不同，何病之生？岐伯曰：怒则气逆，甚则呕血及飧泄，故气上矣。喜则气和志达，荣卫通利，故气缓矣。悲则心系急，肺布叶举②，而上焦不通，荣卫不散，热气在中，故气消矣。恐则精却，却则上焦闭，闭则气还，还则下焦胀，故气不行矣。寒则腠理闭，气不行，故气收矣。炅则腠理开，荣卫通，汗大泄，故气泄。惊则心无所倚，神无所归，虑无所定，故气乱矣。劳则喘息汗出，外内皆越③，故气耗矣。思则心有所存④，神有所归⑤，正气留而不行，故气结矣。（《素问·举痛论》）

【注】

①气上：气机上逆而不和顺。

②肺布叶举：布，分散；叶，肺叶；举，上举。指肺叶胀大而不宣降。

③外内皆越：汗出为外越，喘息为内越。

④心有所存：存，寄存；有所寄存的事物。所思所想常存于心，无法排解。

⑤神有所归：归，归宿；有所归宿的地方。指志凝神聚，用情至深。

【释】我知道许多疾病的发生，都是由于体内气机失调导致的。暴怒则气逆于上，过喜则气缓散，悲哀则气消沉，恐惧则气下退，遇寒则气收敛，遇热则气外泄，受惊则气混乱，过劳则气耗散，思虑则气郁结，这九种致病因素各不相同，都会引发哪些疾病呢？岐伯说：大怒可以导致肝气上逆，严重时则见呕血及飧泄，所以说"怒则气上"。正常之喜，可使气机和顺，情志调达，荣卫之气通利，所以说"喜则气缓"。悲哀过度，则使心系拘急，肺叶胀大，上焦不能宣通，荣卫之气不得布散，使热气郁于胸中而损伤正气，所以说"悲则气消"。恐惧可造成精气衰退，而使上焦闭塞，上焦闭塞不通则气还降于下焦，导致下腹部胀满，所以说气不能上行，即"恐则气下"。寒邪能造成腠理闭塞，影响荣卫之气的流行，所以说"寒则气收"。热邪能使腠理开泄，促使营卫之气通畅而汗液外泄，所以说"炅则气泄"。受惊则心中动荡不安，神无归藏，思虑不定，所以说"惊则气乱"。过劳则气喘汗出，喘息和多汗使气内外脱越，所以说"劳则气耗"。思虑过度，则常有事物存留于心，志凝神聚，从而造成正气留滞而不畅行，所以说"思则气结"。

【按】本节提出"百病生于气"的观点，论述了九种因素导致气机失调而发病的病机与临床表现。

关于"百病生于气"，气的含义是指某种因素引起的气机异

中医入门捷钥
内难经选释

常变化而言，非指病因。此处的病因当指九种致病因素，即外感六淫、内伤七情、劳伤等因素，均可导致人体气机失常、脏腑功能紊乱，而引起多种病证。这对后世乃至目前研究人体气机理论，提供了重要依据，在临床治疗上，颇具指导意义。

原文中的九气致病，包括情志过激、六淫、劳伤三大类致病因素，这些因素伤人会引起气机异常变化而发生多种疾病。人体是通过"神"的调节而适应着情志的刺激和四时气候的变化，但人的这一调节适应是有限度的，若超越了这一限度，就会发生气机失调，导致疾病。各种情志所伤而出现的病机变化，也正是相应内脏功能失调的结果。在九种致病因素中，突出了重视情志致病的思想。这些内容，被中医称为"内因"，在病因学中占有重要地位。

肝病者，两胁下痛引少腹，令人善怒①。虚则目𥆧𥆧②无所见，耳无所闻，善恐如人将捕之③，取其经，厥阴与少阳，气逆则头痛，耳聋不聪，颊肿，取血者。

心病者，胸中痛，胁支满，胁下痛，膺④背肩胛间痛，两臂内痛。虚则胸腹大，胁下与腰相引而痛，取其经，少阴太阳，舌下血者。其变病，刺郄中血者。

脾病者，身重善饥肉痿，足不收，行善瘛⑤，脚下痛。虚则腹满肠鸣，飧泄食不化。取其经，太阴阳明少阴血者。

肺病者，喘咳逆气，肩背痛，汗出，尻、阴、股、膝、髀、腨、胻、足皆痛。虚则少气不能报息⑥，耳聋嗌干，取其经，太阴足太阳之外厥阴内血者。

肾病者，腹大胫肿，喘咳身重，寝汗出^⑦憎风^⑧；虚则胸中痛，大腹小腹痛，清厥^⑨意不乐，取其经，少阴太阳血者。（《素问·脏气法时论》）

【注】

①善怒：容易发怒。

②目䀮䀮：此指目昏花。

③如人将捕之：捕，捕捉之意。形容病人害怕，犹如有人来捕捉他一样惊慌。

④膺（yīng英）：指前胸部。

⑤瘛（chì赤）：指筋脉拘急挛缩。

⑥不能报息：报，含有"复"意。指呼吸气短，难以接续。

⑦寝汗出：指睡眠中出汗，即盗汗。

⑧憎风：憎，厌恶。憎风即怕风。

⑨清厥：指清冷气逆的症状。

【释】肝有病，两侧胁下疼痛，牵引少腹，病人好怒。肝虚则两目昏花，视物不清，耳聋，容易恐惧，好像有人捕捉他一样，取其经治疗，厥阴经和少阳经。若肝气上逆，则见头痛，耳聋，面颊肿痛，可针刺放血治疗。

心有病，胸中疼痛，胁部胀满，胁下疼痛，前胸后背及肩胛间疼痛，两臂内侧痛。心虚则胸腹部胀大，胁下与腰部牵引疼痛，取手少阴经和手太阳经，刺舌下出血。其变病治疗，可刺郄中放血。

脾有病，身体沉重，容易饥饿，肌肉痿软，足不能举步，行走则筋脉拘急，脚下疼痛。脾虚则腹部胀满，肠鸣，泄泻，完谷不化，可取太阴、阳明、少阴经，点刺出血。

肺有病，咳喘气逆，肩背疼痛，汗出，尻、阴部、股、膝、髀骨、腨、胫、足等处都痛。肺虚则气短，呼吸不能接续，耳聋，咽部干燥，取太阴肺经足太阳经之外足厥阴内（即腨内侧内踝后直上）刺出血。

　　肾有病，腹部胀大，胫部浮肿，咳喘，身体沉重，睡觉出汗、恶风。肾虚则胸中疼痛，全腹痛，四肢逆冷，心中郁闷不乐，取足少阴、太阳经针刺出血。

　　【按】本节讨论了五脏虚实等病机变化、症状及针刺治疗方法。由于肝脉环绕阴器入少腹，夹胃贯膈，布于胸胁，所以当肝气郁结，脉络不通时，则可见胁痛而引少腹。肝藏血，血养目。若肝血不足，目失所养，则双目视物昏花。肝血亏虚，不能滋养于肾，而致肾阴不足，则病发耳聋，此乃"肝肾同源"之故。肝气上逆或肝胆有热时，则见头痛、耳暴聋、面颊肿。

　　心位于胸中，若某种原因造成胸阳不畅，心血痹阻时，则可见胸背痛、胁胀等。如果心火不足，不能下煦于肾水，则肾水上泛，故见胸腹胀大。

　　湿邪困脾或脾胃有热，则身重、善饥。若脾虚失运，水湿内停，则见腹胀、肠鸣泄泻。

　　若痰湿或温热等邪犯肺，肺失宣降，则上逆作咳作喘，或肩背疼痛。肺主气，司呼吸，若肺气不足，则见少气不能报息。

　　风湿之邪束表，影响肾气蒸化，则可形成水湿停留，而见腹胀、胫肿、恶风。若肾气不足，命火虚衰，水失所化，则症见腹满、肢冷。

第五章 病因病机

143

必背 肝藏血，血舍魂，肝气虚①则恐，实则怒。脾藏营，营舍意，脾气虚则四肢不用，五脏不安，实则腹胀经溲不利②。心藏脉，脉舍神，心气虚则悲，实则笑不休。肺藏气，气舍魄，肺气虚则鼻塞不利、少气，实则喘喝、胸盈仰息③。肾藏精，精舍志，肾气虚则厥，实则胀，五脏不安。（《灵枢·本神》）

【注】

①肝气虚：主要指的是肝血不足。

②经溲不利：经溲，指大小便。此言二便不利。

③胸盈仰息：胸中满胀而仰面喘息。

【释】肝主藏血，魂舍于血中，若肝气虚，肝血不足，则会产生恐惧的情绪，肝气郁结而盛实，则易于发怒。脾藏营，意舍于营中，脾主四肢，若脾气虚不能滋养肌肉，则四肢不能运动，五脏也不安和。若脾气壅滞郁结，则见腹部胀满，二便不利。心主血脉，主神明，若心气虚或心血不足，神失所养，则会产生悲忧的情绪。若心中痰火上扰，则会出现大笑不休。肺主气藏魄，肺开窍于鼻，若肺气虚，则鼻塞不通，呼吸少气。若肺气壅塞，则见胸闷，仰面喘息、呼吸气粗。肾藏精舍志，肾气虚，命门火衰，则手足厥冷。肾中寒湿郁结，则会产生腹胀，日久则会引起五脏不安。

【按】本节论述了五脏藏精、藏神的功能，五脏各有所藏（血、脉、营、气、精）及五脏各有所舍（魂、神、意、魄、志）。因为五脏藏五神，故称五脏为"五神脏"，说明了五神活动以五脏功能活动为前提，而五神状态是五脏功能活动的表现。故五神过用，则内伤五脏；五脏病变，则五神异常。五脏所藏之精，是五神活动及五脏功能的物质基础，五脏藏精、藏神、藏气，相互为用，密不可分，体现了"形神合一"的学术思想。

文中论述五脏虚实证候各有特点，均是临床常见病证。其中，"脾气虚则四肢不用，五脏不安"与"肾气虚则厥，实则胀，五脏不安"，指出脾肾之病均可以直接影响诸脏而出现"五脏不安"，强调了脾肾二脏的重要性。此为后世医家提出"脾为后天之本，肾为先天之本"学说，提供了理论依据。

邪在肺，则病皮肤痛，寒热，上气喘，汗出，咳动肩背。

邪在肝，则两胁中痛，寒中①，恶血在内，行善掣节，时脚肿。

邪在脾胃，则病肌肉痛。阳气有余，阴气不足②，则热中善饥；阳气不足，阴气有余，则寒中肠鸣腹痛。阴阳俱有余，若俱不足，则有寒有热。

邪在肾，则病骨痛阴痹③。阴痹者，按之而不得，腹胀腰痛，大便难，肩背颈项痛，时眩。

邪在心，则病心痛喜悲，时眩仆，视有余不足而调之其输也。（《灵枢·五邪》）

【注】

①寒中：指中焦虚寒，由肝木克制脾土而引起。

②阳气有余，阴气不足：指胃中有热，阴液被耗。

③阴痹：指痹证发于阴分者，属"五脏痹"。

【释】病邪在肺，则症见皮肤疼痛，恶寒发热，气上逆而喘，出汗，咳嗽引动肩背作痛。

病邪在肝，则两胁中疼痛，中焦脾胃寒冷，瘀血停留在内，行动时牵引关节作痛，有时脚肿。

病邪在脾胃，则症见肌肉疼痛。胃热伤阴，病人容易饥饿；脾阳不足，阴寒内生，则肠鸣、腹痛；如果阴阳有余，则见实寒实热。阴阳都不足，就会出现虚寒虚热。

病邪在肾，则症见骨痛，阴痹。阴痹病，痛无定处，按之找不到具体部位，腹胀满，腰痛，大便困难，肩背到颈项部疼痛，有时眩晕。

病邪在心，则症见心窝部疼痛，易出现悲伤之感，有时眩晕或昏仆在地。临证之时，需要根据病邪的虚实和正气的盛衰情况而进行调治。

【按】本节进一步叙述了五脏病的病机及其临床表现。五脏病不仅复杂，而且涉及的范围又较广，因此，它是中医病因病机学说的重要内容。

研究五脏病，首要的是对五脏的生理功能要加深理解，如心主血脉、主神明（心与脑的关系）、主汗液、其华在面、开窍于舌，以及肝主疏泄、主藏血、主筋、其华在爪、开窍于目等。其中，也包括经脉的循行与脏腑间的关系。这样，就可以从生理状态联系到疾病状态，用正常的现象推究异常的变化，进而掌握五脏的发病规律。以心主血脉为例，如果心功能正常，心血旺盛时，则血脉通畅，运行无阻。若心气不足，鼓动无力或心血亏虚，势必影响血液环流，血行不畅，则脉络瘀滞，故见心前区闷痛、刺痛、绞痛等。其他脏腑的病机，皆可以此类推。

大肠病者，肠中切痛①而鸣濯濯②，冬日重感于寒即泄，当脐而痛，不能久立……

胃病者，腹膜胀，胃脘当心而痛，上肢两胁③，膈咽不通，食饮不下……

小肠病者，小腹痛，腰脊控睾而痛，时窘④之后，当耳前热，若⑤寒甚，若独肩上热甚，及手小指次指之间热，若脉陷者，此其候也……

三焦病者，腹气满，小腹尤坚，不得小便，窘急，溢则水，留即为胀……

膀胱病者，小腹偏肿而痛，以手按之，即欲小便而不得，肩上热，若脉陷，及足小指外廉及胫踝后皆热，若脉陷……

胆病者，善太息，口苦，呕宿汁，心下澹澹，恐人将捕之，嗌中吤吤⑥然，数唾……（《灵枢·邪气脏腑病形》）

【注】

①切痛：切，迫急。疼痛的性质是阵阵发紧。马莳注："切痛者，痛之紧也。"

②鸣濯濯（zhuó浊）：濯，水流的声音。指肠中有冲激的水样的肠鸣音。马莳注："濯濯者，肠中有水，而往来气冲则有声也。"

③上肢两胁：意为胃病膜胀，向上支撑、挤压两侧胁部。肢，《类经》作"支"。又，张志聪云，"上肢，心肺之分，两胁，肝之分"，他认为饮食入胃，其精气入肝，肝布胸胁，故两胁为

肝之分；其浊气入心，输于肺，故上肢为心肺之分。此说似觉牵强，附此，供参考。

④时窘：窘，急迫。指疝痛发作时，大小便有欲便不得的窘迫感。

⑤若：意同"或者"，是表示选择的连词。下同。

⑥吤吤（jiè介）：咽喉部向外咯物时，发出一种"咔、咔"的声音。

【释】大肠病的患者，肠中会出现一阵紧于一阵的疼痛，而且有水流冲激样的肠鸣音，若冬季再感受寒邪，就要腹泻，肠中切痛的部位是肚脐的周围，不能久立。

胃病的患者，腹部膜胀，胃脘在心口窝部疼痛，向上支撑、挤压两胁，胸膈与咽喉阻塞不通，想吃东西却咽不下。

小肠病的患者，小腹痛，腰脊牵掣睾丸而痛，痛时有大小便欲便不得的窘迫感，痛过之后，在耳前部位发热，或者寒冷得厉害，或单独肩上热得厉害，以及小指和次指之间发热，或者脉络下陷，这些是小肠病的证候。

三焦病的患者，腹中气满，小腹尤其坚硬，不得小便，有窘急感，湿气外溢周身，水留皮肤之间，即成为胀病。

膀胱病的患者，小腹半侧肿痛，用手按压患处，立即想要小便，而又排不出来，同时伴有肩上痛，或者脉络下陷，以及足小趾的外侧和胫骨、踝骨后发热。

胆病的患者，频频叹气，口苦，呕吐胆汁或夹杂着胃中的宿积物，心神不安，惧怕有人来捕捉他，咽喉中像有物阻塞，总是想往外咯唾，喉中发出"咔、咔"的声音。

【按】本节论述了六腑疾病的症状。六腑疾病，主要表现

148 内难经选释 中医入门捷钥

在消化和排泄方面，病位集中反应在脘腹部。其病机与五脏有着密切的关系，如大肠病的肠鸣腹泻，多因脾虚不能运化水湿而形成，又如胆病的"善太息"，也是由肝气不舒所造成。因此，研究本节原文，要从六腑的功能入手，结合脏腑之间的相互影响关系，加深对六腑证候的理解。

此外，张景岳认为，小肠病是疝证。从原文所述的症状来分析，这种说法是有道理的。《素问·长刺节论》曰，"病在少腹，腹痛不得大小便，病名曰疝"，可以佐证张氏之论。因此，我们对原文中"时窘之后"，解为疝痛发作时，因腰脊引控睾丸而痛，引起前后阴部产生一种感觉有便意却欲便不得的窘迫反应，并非小便不通或大便里急后重的病证。

　　胃为气逆为哕^①为恐，大肠小肠为泄，下焦溢为水，膀胱不利为癃^②，不约为遗溺，胆为怒。（《素问·宣明五气》）

【注】

①哕：是胃气上逆而发出的呃声，即呃逆证。

②癃：病名，为小便不畅、点滴而出的病证。

【释】胃有病为气逆于上，为呃逆，有恐惧之感。大肠、小肠有病则泄泻。下焦有病则水湿泛溢于皮肤而为水肿。膀胱气化失常，小便不利，称为"癃"，失去约束则为遗尿。胆有病，则易怒。

【按】本条叙述了胃、大肠、小肠、下焦、膀胱和胆病的临床表现。

　　"下焦溢为水"，下焦的功能在脏腑部分已经叙述，其生理作用主要是"别回肠，注于膀胱而渗入焉"，就是说下焦将胃肠传送来的水谷腐熟之物，济泌别汁，将糟粕部分送入回肠，变为粪便排出体外，其水液部分，渗入膀胱，经气化作用排出体外而为尿。若下焦有病，水液不能正常地渗透到膀胱中，势必四处泛滥，流溢于肌肤，故为水肿病。此外，水液的运行和代谢过程，还与肺、脾、肾三脏有关，所以治疗水肿时，需要全面衡量，不可执一不变。

"膀胱不利为癃"的小便不畅病证，不外虚实两类。实证者，多因湿热下注、瘀血、结石阻塞等形成；虚证者，是由肾阳虚，不能化气行水，或肾阴虚竭等所致。临证之时，须辨其虚实而治之。膀胱"不约为遗溺"的遗尿与小便失禁，主要由于肾气虚，命火衰，膀胱失煦，尿道失约所形成。临床多以温肾缩泉为法，用桑螵蛸散或巩堤散治疗，常可奏效。遗尿也有属于热证者，如《素问·痹论》说，"淫气遗溺，痹聚在肾"，不属膀胱"不约"范围，所以此处就不再讨论了。

胃中热，则消谷①，令人悬心善饥。脐以上皮热，肠中热，则出黄如糜。脐以下皮寒，胃中寒，则腹胀；肠中寒，则肠鸣飧泄。胃中寒，肠中热，则胀而且泄；胃中热，肠中寒，则疾饥②，小腹痛胀。(《灵枢·师传》)

【注】

①消谷：指消化食物的功能亢进。

②疾饥：疾，迅速。形容很快就饥饿。

【释】胃中有热，消化食物的功能亢进，使人心悬胃空而易饥。若脐部以上的皮肤发热，是肠中有热的表现，则排出的粪便，色黄如糜粥状。若脐部以下的皮肤寒冷，为胃中有寒，因寒抑脾阳而失运，会造成腹胀。肠中有寒，水湿内停，则可见肠鸣泄泻。若胃中有寒，而肠中有热，则会出现腹胀而兼泄泻。若胃中有热，肠中有寒，则见食后很快饥饿，小腹部胀痛。

【按】本条讨论了胃、肠寒热的证候及其寒热错杂的临床表现。

胃中有热，病人易饿善饥，是邪热蒸腐五谷、胃气亢盛的表现，如《灵枢·大惑论》所说的"胃热则消谷，谷消则善饥"亦是这个道理。相反，胃中有寒，腐熟力减退，可见腹胀，还可能伴有胃脘冷痛等症状。前者宜清胃泻火，后者应温中散寒。至于原文提到"肠中热，则出黄如糜"的表现，非属纯热之象，乃是热中兼湿，湿热结聚于肠间，则应以清热利湿而治之。

必背 诸风掉眩，皆属于肝①。诸寒收引，皆属于肾②。诸气膹郁，皆属于肺③。诸湿肿满，皆属于脾④。诸热瞀瘛，皆属于火⑤。诸痛痒疮，皆属于心⑥。诸厥固泄，皆属于下⑦。诸痿喘呕，皆属于上⑧。诸禁鼓栗，如丧神守，皆属于火⑨。诸痉项强，皆属于湿⑩。诸逆冲上，皆属于火⑪。诸胀腹大，皆属于热⑫。诸躁狂越，皆属于火⑬。诸暴强直，皆属于风⑭。诸病有声，鼓之如鼓，皆属于热⑮。诸病胕肿，疼酸惊骇，皆属于火⑯。诸转反戾，水液混浊，皆属于热⑰。诸病水液，澄澈清冷，皆属于寒⑱。诸呕吐酸，暴注下迫，皆属于热⑲。（《素问·至真要大论》）

【注】

①诸风掉眩，皆属于肝：诸，是泛指的多数，此处不含有"概括一切的"或"所有的"意思，下同。风，指肝风，后世又称此风为内风，有别于六淫之一的外风。掉眩，摇动运转之意，症状表现为肢体动摇不定，目眩头晕等。皆，俱、全之意。《素问·阴阳应象大论》云，"东方生风，风生木，木生酸，酸生肝"，故肝为风木之脏，内藏相火，情志所伤，或元气不足，或房劳虚损等，皆可使木盛火炽，风遂自内而生。

②诸寒收引，皆属于肾：收，收敛；引，挛急。肾为寒水之脏，寒盛则阳衰，阳衰则营卫凝滞，形体挛急，所以因寒而引起的形寒肢冷，筋脉拘急，关节屈伸体不利等，皆属于肾。

③诸气膹（fèn愤）郁，皆属于肺：张景岳注："膹，喘急也；郁，痞闷也。"因肺主诸气，所以喘咳、逆气之类的病证，皆属于肺。又，王冰注，"膹谓膹满"。

④诸湿肿满，皆属于脾：脾属土、恶湿，主运化。若脾不运化，湿邪困脾，则见肢体肿胀，中焦痞满等病。

⑤诸热瞀瘛，皆属于火：瞀，神昏；瘛，四肢抽搐。火盛则热，热甚则扰动神明而见神昏之证，热灼筋脉而见抽搐之候，故因热引起的瞀瘛等病，皆属于火。

⑥诸痛痒疮，皆属于心：痛和痒是因生疮而引起的感觉；疮，古代含义较广，包括痈、疽、疖、发背等病，故称为"诸疮"。心火亢盛则血热，血热则生疮。如《灵枢·痈疽》说："热胜则肉腐。"

⑦诸厥固泄，皆属于下：厥是气逆。有寒厥、热厥之分。《素问·厥论》云："阳气衰于下，则为寒厥；阴气衰于下，则为

热厥。"固，二便不通。泄，大便泄泻和小便失禁。下，指病变的所在。因为厥证、固证和泄证，均发病于下部，所以称之为"诸厥固泄，皆属于下"。

⑧诸痿喘呕，皆属于上：痿，手足痿废不用。《素问·痿论》云："……则发肺鸣，鸣则肺热叶焦，故曰五脏因肺热叶焦，发为痿躄"，所以痿证是由肺热叶焦，肺失宣降之力，不能温养皮肉筋骨所致。喘，亦病在肺，肺气上逆而为喘。呕是胃气上逆所致，张景岳注："吐而有物有声曰呕，病在胃口也"。痿、喘属肺，呕属胃，均属身体的上部，胃虽为中焦，但与固泄等证的"下"相对而言，亦为上部。

⑨诸禁鼓栗，如丧神守，皆属于火：禁同"噤"。寒厥牙关禁闭为噤。鼓栗，鼓动两颌而战栗，皆由高热引起。神守，心藏神，火热扰动心之神明，心神不安，如心丧失了神明一般。这是真热假寒之证，虽外表为寒而战栗，实乃火热亢极所致。

⑩诸痉项强，皆属于湿：痉，痉病，症状为口噤，项背强直，甚则呈角弓反张之形；项强，指颈项强直。本条所述乃湿邪侵犯太阳经脉，湿极反呈风化，故见项强等证。

⑪诸逆冲上，皆属于火：逆为气不顺；冲上系指不顺之气，逆而上攻。因火性炎上，冲逆之证，由火热所致。

⑫诸胀腹大，皆属于热：胀有虚实寒热之分，此论热胀、实胀。

⑬诸躁狂越，皆属于火：躁，烦躁不宁；狂越：狂乱、登越，系指病人出现登高而歌或弃衣而走的妄举妄动的反常症状。张景岳云："热盛于外，则肢体躁扰，热盛于内，则神志躁烦。盖火入于肺则烦；火入于肾则躁。烦为热之轻，躁为热之甚耳。"

《难经》云，"重阳者狂"，故躁和狂皆属于热、属于火。

⑭诸暴强直，皆属于风：暴，指病势来得急剧、迅猛。强直，颈项强硬挺直。风，内风、外风皆可产生"诸暴强直"之证。

⑮诸病有声，鼓之如鼓，皆属于热：有声，腹中鸣响；鼓之，指用手叩击腹部；如鼓，指叩击腹部发出的声音如同击鼓的声音一般。此条亦属热胀。

⑯诸病胕肿，疼酸惊骇，皆属于火：胕，同"跗"，足背；又，张景岳云，"胕肿，浮肿也"。"热盛血郁则为胕肿，火邪在经则为酸痛，火邪在脏则为惊骇"。临床中，常见肢体肿痛的患者，查体时不敢让别人触摸患处，触摸时表现出惊慌害怕的样子，也属本条范围，可供参考。

⑰诸转反戾（lì力），水液混浊，皆属于热：反戾，王冰云，"转筋也"；张景岳云，"转筋拘挛也"。按，《说文》"戾，曲也"。据此，"反戾"，即是反曲，乃是毒热所致的抽搐，使身体呈角弓反张之形。水液混浊，指上吐下泻时涌泄之物，其状污秽混浊不清，乃毒热所致。张景岳认为，本条所述为霍乱病证。

⑱诸病水液，澄澈清冷，皆属于寒：水液，王冰谓，"上下吐出溺出也"；澄澈，透明；清冷，张景岳云，"水体清，其气寒"。此条与上条乃相对而言，一为毒热所致，一为寒邪所伤。

⑲诸呕吐酸，暴注下迫，皆属于热：吐酸，呕吐酸水；暴注，指发生急骤的腹泻，张景岳云，"暴注，卒暴注泄也"；下迫，下利时直肠和肛门部位出现的窘迫感觉，即所谓"里急后重"。此条所述，似为两种疾病，吐酸是胃病，暴注下迫是腹泻或痢疾，但都为热证。

【**释**】多种风病，凡见肢体摇摆不定、头晕目眩的，皆属于肝；多种寒病，凡气血凝滞，形体挛急的，皆属于肾；多种气病，凡胸闷喘急的，皆属于肺；多种湿病，凡浮肿胀满的，皆属于脾；多种热病，凡神昏抽掣的，皆属于火；多种疮疡，凡发痛发痒的，皆属于心；下肢厥逆，或大小便不通，或失禁，或腹泻的，病变皆属于下；多种痿病，以及喘促、呕吐的，病变皆属于上；多种寒栗病，凡见心神惶恐不安的，皆属于火；多种痉病，凡见颈项强直的，皆属于湿；多种逆病，凡气冲于上的，皆属于火；多种胀病，凡腹满膨大的，皆属于热；多种躁病，或发狂登越的，皆属于火；多种暴病，凡身硬挺直的，皆属于风；多种腹病，凡腹中作响，叩击声音如鼓的，皆属于热；多种胕肿病，凡酸痛或惊骇的，皆属于火；多种转筋、反戾病，凡见排泄或呕吐水样物，混浊不请的，皆属于热；多种水液病，凡排泄或呕吐的液体（包括涕、涎），澄澈清冷的，皆属于寒；多种吐泄病，凡见呕吐酸水的，或急倾下泻的，或里急后重的，皆属于热。

【**按**】本节集中讨论了五脏、上下、六淫三个方面的病机变化，《内经》称之为"病机十九条"。

"病机十九条"是中医病因病机学的重要内容，之所以重要，是因为它用据证求因或以因测证的方法，将临床上的某些错综复杂的证候，进行了简捷分类和归纳，对后世医学的发展影响很大，对医生的临床辨证，亦有指导作用。

病机十九条，属五脏病机五条，上下病机两条，六淫病机十二条，其中属于火者五条，热者四条，风、寒、湿各一条。这十九条，虽然归纳了一些疾病的证型和病因，但范围毕竟有限，概括不了临床上的所有证候。即使某些疾病在十九条中有所论述，但也仅仅是病因或病证的一个侧面，如"诸胀腹大，皆属于热"和"诸病有声，鼓之如鼓，皆属于热"，在《内经》的其他篇章中，论述胀病时，还有寒胀、虚胀之分。如"胃中寒则胀满"（《灵枢·经脉》），"脏寒生满病"（《素问·异法方宜论》）等。李东垣亦云，胀病属寒者居多，属热者甚少。所以"诸胀"并非"皆热"。这也就告诉我们，学习病机十九条的目的，主要是通过它来掌握分析病机的方法和辨证的纲领，起到举一反三、通权达变的作用，从而能处理临床上更为复杂的证候。

虽然病机十九条不是中医病机的全部，却提示了分析和掌握病机的方法。其主要的精神实质是：第一，利用相同的病机分析不同的症状，如属火的病机条文，虽症状表现不同，但机理相同，因而临床治疗应"异病同治"。如"诸躁狂越，皆属于火""诸逆冲上，皆属于火"等。第二，取相似的症状推求不同的病机。如"诸风掉眩，皆属于肝""诸暴强直，皆属于风""诸转反戾，水液混浊，皆属于热"等条文中，均有筋脉拘急、抽搐的症状表现，但病机却不同，因而临床治疗应"同病异治"。第三，以六淫、五脏、部位为纲，把错综复杂的病证进行分析归类，体现了审因论治，治病求本的辨证思想。如归纳为五脏病机、六淫病机、上下病机等。这为后世医家提供了分析病机的示范，对后世病机理论的发展影响很大。刘完素在此基础上，参考王冰的注释，著成《素问玄机原病式》一书，以五运六气理论来阐发"六气皆从火化"的病机，从而扩大了病机十九条火热证的范围，并且提出"诸涩枯涸，干劲皱揭，皆属于燥"病机，补充了燥邪病机。喻嘉言在此基础上，明确提出"秋燥论"，创制著名方剂清燥救肺汤，使外感六淫与燥邪致病的病机臻于完善。

精脱[①]者，耳聋；气脱者，目不明；津脱者，腠理开，汗大泄；液脱者，骨属[②]屈伸不利，色夭，脑髓消，胫酸，耳数鸣；血脱者，色白，夭然不泽，其脉空虚。此其候也。（《灵枢·决气》）

【注】

①脱：骤然散失，含有虚衰、亏损等意。

②骨属：骨骼关节。

【释】精气亏虚，则见耳聋；阳气亏虚，则目不明；津气虚脱，则腠理大开，汗液大出；液亏虚，则关节屈伸不利，皮肤干枯无华，脑海骨髓消损不充，小腿酸痛，耳鸣不已；血亏脱，则面色苍白，枯晦不润，脉见浮大中空。这些就是各种虚证的证候表现。

【按】本节概述了精、气、津、液、血虚损的临床表现。

肾主藏精，开窍于耳，故精气亏虚不能滋养其窍，则出现耳聋。五脏六腑之精气皆上注于目，目受血而能视，故气脱则清阳不举，精血不升，目失濡养而不明。大汗不止，谓之亡阳，兼见面色苍白，四肢厥冷，乃是津脱的危重表现，宜当急救以回阳；若口干舌燥，皮肤不泽，毛发干枯等，乃是津亏所致，是慢性消耗性疾病。液为水谷所化，注入于骨，能滑润关节，补益脑髓，润泽皮肤，若液亏损，则不能注入骨中及滑润关节，故见胫酸、关节屈伸不利；脑髓失充，上窍失养，表现为耳鸣不止。"血之荣在色"，所以血脱则面色苍白，皮肤无华。血少脉道失充，则脉现浮大空虚或细弱无力。上述诸虚，以补法为其治疗的总则。精不足的，当滋补肝肾，常以归芍地黄丸、明目地黄丸等治之；津液亏耗，应以甘寒养阴，如生地、麦冬、石斛之类，随证施用；血虚者，当补益气血，根据"有形之血不能速生，无形之气方可速补"的理论，治血虚必兼以气药为主，投以人参养荣汤或归脾丸等，可收到较好的治疗效果。

必背 邪之所凑①，其气必虚。阴虚者阳必凑之，故少气时热而汗出也。小便黄者，少腹中有热也。不能正偃②者，胃中不和也。正偃则咳甚，上迫肺也。诸有水气者，微肿先见于目下也。(《素问·评热病论》)

【注】

①凑：本义为聚集，此引申为侵犯。

②正偃（yǎn演）：仰卧。

【释】邪气侵犯的机体，这个机体的正气一定不足。阴虚的人，阳邪必定要去侵犯，会出现少气、时时发热、出汗等症状；小便发黄，是少腹中有热邪；不能仰面而卧，是因为胃中不和；仰卧则咳嗽加重，是胃气上逆而影响到肺的缘故。大凡水肿病的患者，多在下眼胞表现出轻度浮肿。

【按】本条具体解释"风水病"的几个主要症状产生的病因病机。

为了便于学习本条原文的基本观点，特将前段原文引列于此。"至必少气时热，时热从胸背上至头，汗出手热，口干苦渴，小便黄，目下肿，腹中鸣，身重难以行，月事不来，烦而不能食，不能正偃，正偃则咳甚，病名曰风水，论在《刺法》中。"

风水，又名肾风，《金匮要略》将其列为"五水"之首，其发病机理后文还将重点论述，这里从简。"邪之所凑，其气必虚"句，是学中医者必背的条文，是中医病因病机理论的基本观点之一，它正确地阐明了机体和病邪、正气和邪气之间的辩证关系。这种观点在《内经》的其他篇章中亦有论述，如："精神内守，病安从来"（《素问·上古天真论》），"正气存内，邪不可干"（《素问·刺法论》）等，都是强调了机体内在正气抗病力的重要。

原文中提到的"诸有水气者，微肿先见于目下"，是临床中检查肾性水肿的主要标志之一，值得重视。

人之善忘者，何气使然？岐伯曰：上气不足[①]，下气有余，肠胃实而心肺虚。虚则营卫留于下，久之不以时上[②]，故善忘也。（《灵枢·大惑论》）

【注】

①上气不足：上，指在上部的心肺；气，指营卫之气；不足，即下文所谓的"虚"。又，张志聪解释"气"为"先天之真元"。

②不以时上：以，动词，按也。不能按时将营卫之气注于心肺。《灵枢·营卫生会》云："人受气于谷，谷入于胃，以传与肺，五脏六腑，皆以受气，其清者为营，浊者为卫，营在脉中，卫在脉外，营周不休，五十而复大会，阴阳相贯，如环无端。"

【释】人的记忆力不好（即健忘），是什么原因导致的呢？岐伯说，这是由于在上的营卫之气不足和在下的营卫之气有余造成的，也就是肠胃之气充实，而心肺之气虚少。心肺之气虚，也就是营卫之气停留在肠胃之中，长时间不能按时上奉而滋养心肺的结果，因此使人健忘。

【按】本节讨论了健忘证的发病机理。

因为"心者，君主之官，神明出焉"，人的意、志、思、虑、智等意识思维能力均在是"所以任物者"——心的基础上而产生的。因此，心气虚的人"主神明"的能力减弱，就会出现善忘的症状。此类患者在临床中用补益心脾之法，投以归脾汤等剂，常可治愈。健忘证的原因很多，如心血不足、肾精亏损等，皆可引起，在临证中应当详加审辨。

🌀**必背**上气不足，脑为之不满，耳为之苦鸣[1]，头为之苦倾，目为之眩；中气不足，溲便为之变，肠为之苦鸣；下气不足，则乃为痿厥心悗[2]。（《灵枢·口问》）

【注】

[1]苦鸣：苦，苦楚。患者以耳中蝉鸣不已为极大的苦楚。苦字之义，下同。

[2]心悗（mèn 焖）：悗，烦闷之意。心悗指心中烦闷。张景岳注："下气不足，则升降不交，故心气不舒而为悗闷。"

【释】上部的正气不足，脑府失充，则耳鸣不已；头部不支而倾斜不立；眼目亦为之眩晕。中部的正气不足，大小便发生异常改变，腹中也会出现肠鸣不已等症状。下部的正气不足，就要出现肢体痿软或四肢厥冷和心中烦闷的症状。

【按】本节叙述了上、中、下三部气虚的临床表现。

本条原意为"奇邪"侵犯"空窍"而出现的上述不足之证。张志聪认为，奇邪是指"津液不足而空窍虚无"。从本条所论的病机变化来看，皆为虚证，故当从虚证分析，以进行论治。

气虚表现于上部，除心、肺之气不足外，与脾的关系最为密切，脾气不足，清阳不升，故出现耳鸣、头倾、目眩，宜补中益气汤或益气聪明汤等治之。中气不足，主要是脾不运化，湿气下注或停留于肠间，故见小便不利或泄泻，宜五苓散或参苓白术散治之。下气不足，病在肝肾，肝阴不足，筋失所养，所以症见肢体痿软；命门火衰，肌腠失煦，故见四肢厥冷。阴虚用归芍地黄丸；阳虚宜八味丸等治之。此外，下气不足所出现的"心悗"证，我们认为主要是由于肾阳不足，不能温煦于心，造成胸阳不畅而形成的，故治疗应心肾同补，养心汤加减为其代表方剂。

张锡纯在《医学衷中参西录》中说："气之上升者过多，可使脑部充血……若气之上升者过少，又可使脑部贫血"，又说："至脑贫血者，实因胸中大气虚损，不能助血上升也。是以欲治此证者，当以补气之药为主，以养血之药为辅，而以通治经络之药为使也"。此论可供参考。

161

荣气虚则不仁①，卫气虚则不用②，荣卫俱虚则不仁且不用。(《素问·逆调论》)

【注】

①不仁：不知痛痒寒热。

②不用：不能随意运动。

【释】荣气虚，则肢体不知痛痒；卫气虚，则肢体不能随意运动；荣卫之气俱虚，则肢体不仁又不用。

【按】本节概述了荣、卫之气不足的证候。

关于荣卫的区别和具体功能，已在脏腑部分的选文中讲过。营卫之气是机体中重要的营养物质，此气旺盛，各部受益，则肌肉丰满润泽，功能自如；否则营卫不足，机体失养，不仅可以见到肌肉麻木、运动不利，同时也会出现汗液排泄异常，或抗病能力低下等表现。根据营卫之气生化于脾胃、布散在肺的道理，治其不足应健脾补肺，用人参养荣丸或八珍汤等方剂。

必背 经言①脉有是动②，有所生病。一脉变为二病者，何也？然，经言是动者，气也；所生病者，血也。邪在气，气为是动；邪在血，血为所生病。气主呴③之，血主濡之。气留而不行者，为气先病也；血壅而不濡者，为血后病也。故先为是动，后所生也。（《难经·二十二难》）

【注】

①经言：此指《灵枢·经脉》篇中所论。《灵枢·经脉》篇中，在十二经之后，皆有关于"是动"和"所生病"的论述。

②是动：是，代词，此、这个之意。指此经脉发生变动产生的病证。

③呴（xǔ许）：开口嘘气。此处作"温煦"讲。

【释】医经上说，十二经脉各有是动病和是主所生病，一脉变出两种疾病，是什么道理？回答说：医经中所说的是动病，是指经气发病；是主所生病，是指经血发病。病邪在气分，经气发生病变，是"是动"病；病邪在血分，经血发生病变，是"是主"所生病。气有温煦的作用，血有濡养的功能。经气停留而不运行的，是气先发病；经血壅滞而不滋濡的，是血后发病。所以先发病的为"是动"，后发病的为"所生病"。

【按】本节对《灵枢·经脉》篇的"是动"和"所生病"进行了具体解释。历代医家对"是动"和"所生病"的认识，有所不同，《难经》用气血来说明它们的关系，仅是其中的一种。

"气主呴之，血主濡之，气留而不行者，为气先病也……"恰当阐明了气血的功能及二者的发病关系。就其功能来讲，气主熏蒸，血主滋润。血行以气为帅，气布以血为根，二者相辅相成，相互作用。如果气病而不行，血必因之而结，反之，血病日久，亦可累及于气，造成气血同病，这种病机变化，是气血相互影响的结果。

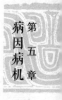

伤寒①一日，巨阳②受之，故头项痛，腰脊强。二日阳明受之，阳明主肉，其脉夹鼻络于目，故身热目疼而鼻干，不得卧也。三日少阳受之，少阳主胆，其脉循胁络于耳，故胸胁痛而耳聋。三阳经络皆受其病，而未入于脏者，故可汗而已。四日太阴受之，太阴脉布胃中络于嗌，故腹满而嗌干。五日少阴受之，少阴脉贯肾络于肺，系舌本，故口燥舌干而渴。六日厥阴受之，厥阴脉循阴器而络于肝，故烦满而囊缩③。三阴三阳、五脏六腑皆受病，荣卫不行，五脏不通，则死矣。（《素问·热论》）

【注】

①伤寒：指广义的伤寒，其中包括各种热性病。

②巨阳：巨，大也。巨阳即太阳经，又称大阳。

③囊缩：指阴囊回缩。

【释】伤寒病的第一阶段，是太阳经感受寒邪（太阳经脉，上额交颠，从颠入络脑，还出别下项，夹腰脊下行），所以症见头项痛，腰脊强直。第二阶段，为阳明经受病，足阳明胃主肌肉，它的经脉循行夹鼻，联络眼目，所以症见身热，目痛，鼻干，不得安卧。第三阶段，是少阳受病，少阳的经脉主胆，它的经络循行于胁部，向上联络于耳，所以症见胸胁痛、耳聋。三阳经的经络都受邪发病，若没有传变入里的，可以采用发汗的方法进行治疗。第四阶段，是太阴经受病，太阴的经脉散布于胃中，联络于咽，所以症见腹中胀满、咽干。第五阶段，是少阴经受病，少阴经的经脉贯肾，上络于肺，连接舌根，所以症见口燥舌干、口渴。第六阶段，是厥阴经受病，厥阴经的经脉，绕阴器而络属于肝，所以症见烦闷而囊缩。如果三阴三阳经、五脏六腑都受了病，荣卫之气不能正常运行，五脏气机阻塞不通，病人就会死亡。

【按】本节论述了伤寒六经传变的顺序及其临床表现。

六经传变，是病邪由浅入深的一个发展过程。疾病的传变与否，主要取决于邪正消长力量的对比和治疗处理是否恰当两个方面。如果治疗不当，或邪胜正衰，则病邪可自表入里，由阳转阴。反之，若治疗适宜或正复邪退，病邪亦可由里达表，从阴转阳。

值得说明的是，原文中的"一日""二日"等，不应看成是固定的天数，而应看为传经的时序或病势发展的阶段。所以，我们在释文中皆译为"第一阶段""第二阶段"。就是六经的传变顺序，也不是固定不移的，有的是循经传（即太阳→阳明→少阳→太阴→少阴→厥阴），有的是越经传（即太阳越过阳明而直接传少阳），还有的是表里传（即太阳传少阴，阳明传太阴等）。张仲景据此著《伤寒杂病论》，于《内经》多有发挥，对热性病的辨证治疗贡献极大。

肝热病者，小便先黄，腹痛多卧，身热，热争则狂言及惊，胁满痛，手足躁，不得安卧。

心热病者，先不乐，数日乃热，热争则卒心痛，烦闷善呕，头痛面赤，无汗。

脾热病者，先头重颊痛，烦心颜青，欲呕身热，热争则腰痛不可用俯仰，腹满泄，两颔痛。

肺热病者，先淅然厥起毫毛①，恶风寒，舌上黄，身热。热争则喘咳，痛走胸膺背，不得大息，头痛不堪，汗出而寒。

肾热病者，先腰痛骱酸，苦渴数饮，身热，热争则项痛而强，骱寒且酸，足下热，不欲言，其逆则项痛员员澹澹②然。（《素问·刺热》）

【注】

①淅然厥起毫毛：淅然，怕冷的样子；厥，此处指寒冷而言。怕冷身寒而汗毛直立。

②员员澹澹：员员，即频频之意。历代注家解释不同，王冰注为"似急"，张介宾注为"靡定貌"，张志聪注为"周转"。在

汉语中，选词多为形容词，员员，是形容痛的样子，故有"头痛员员""项痛员员"。澹，同"淡"。澹澹，张介宾云，"精神短少貌"。

【释】肝热病的患者，小便先黄，腹痛，多卧，身热。热邪侵入脏腑，正邪相争，表现为狂言乱语，惊骇，两胁胀满而痛，手足躁动不安，不能安卧于枕席上。

心热病的患者，先出现心情不乐，数日以后才发热。邪热交争时，则猝然心痛，心中烦闷，时时呕吐，头痛面赤，身体无汗。

脾热病的患者，先出现头部沉重，两颊疼痛，心烦，额头色青，恶心欲吐，身体发热。邪热交争时，则腰痛而不能前屈后伸，腹胀痞满，泄泻，两颊疼痛。

肺热病的患者，先出现怕冷的样子，身体寒栗，毫毛耸立，恶风寒，舌苔黄，身体发热。邪正交争时，则喘促，咳嗽，疼痛向胸膺和背部放散，不敢深呼吸，头痛剧烈难忍，汗出而恶寒。

肾热病的患者，先出现腰痛胫酸，口渴重，饮水多，身体发热。邪正交争时，则颈项疼痛而强直，小腿寒凉而酸痛，足心却热，不想说话，热邪上逆则项痛频频，精神不振。

【按】本条具体论述了五脏热病的病机及其临床证候。

热病，是一切热性病的总称，《素问·热论》云，"今夫热病者，皆伤寒之类也"，由此观之，《内经》所说的"热病"，多为伤寒之类。《素问·热论》是以六经分伤寒，本篇则以五脏辨热病，张介宾认为这正是"彼此相为发明"。但从其辨证方法和所列证候来看，两者似为不同的体系，不能强求一律。因为

《内经》并非一人所著，一时成书，而是经过若干年代，多人著述而汇集成册的，所以存在不同体系亦为正常现象。

本节所列五脏热病的各种证候，其病机甚难解释，各家虽有注释，但无规律可循。一脏之病，一证用脏腑功能解释，而另一证又用经脉循行解释，甚至同为身热，各脏的解释均不同，所以五脏热病各脏所列的证候群，既不是以本脏的功能特点归类，也不是以经脉循行路线归类。其归类的根据，或许就是古代医家临床观察的规律性总结。关于这一点，后世各个注家的注释，均未能给予圆满的说明，尚须进一步研究和探讨。

手太阴气绝则皮毛焦，太阴者，行气温于皮毛者也，故气不荣则皮毛焦，皮毛焦则津液去皮节[①]，津液去皮节者，则爪枯毛折[②]，毛折者则毛先死。（《灵枢·经脉》）

【注】

①津液去皮节：去，离开；皮节，皮肤和骨节。张志聪云："津液者，随三焦出气以温肌肉，淖泽于骨节，润泽于皮肤，气不荣则津液去皮节矣。"

②毛折：毫毛折断、脱落之意。

【释】 手太阴肺经的经气衰绝时，就会使皮肤和毫毛焦枯。因为手太阴是肺的经脉，主管运行阳气、温煦充养皮毛，所以肺气衰绝而不能营养皮毛时，就会使皮毛焦枯。皮毛焦枯，就会使津液离开皮肤和骨节，皮肤骨节失去津液的濡养，就会使爪甲枯萎、皮毛脱落，皮毛脱落乃是毛先死的征兆。

【按】 本节论述了手太阴肺经经气衰绝的临床表现和病机变化。

肺主诸气，其华在毛，其充在皮。若肺气虚衰不能宣发阳气、输精于皮毛，则皮毛焦枯，而见"爪枯毛折"之证。皮毛失去阳气的温煦和津液的濡养，抵御外邪的机能必然亦随之低下，这就等于"开门揖盗"，于是外邪乘机入侵，而生疾病。所以，有人说"肺为一身之藩篱"，其原因就在于此。

就本条所论的病证来看，属于肺虚的重者，多在肺病的后期出现，故治之当以气阴两补，黄芪鳖甲汤较为适宜。

手少阴气绝则脉不通……脉不通则血不流，血不流则髦①色不泽，故其面黑如漆柴②者，血先死。（《灵枢·经脉》）

【注】

①髦（máo毛）：头发（专指覆遮前额的部分，这是古人童年时的发式）。张志聪云："髦者，血气之所生也。"

②漆柴：漆，干漆，黑色。即黑木炭。

【释】手少阴心经的经气衰绝则会使血脉不通，血脉不通则血液不能环流，血液不能环流则会使髦色没有光泽，所以患者的面色黑如木炭，这是血先死的征兆。

【按】本节论述的是手少阴心经经气衰绝时的临床表现和病机变化。

心主血脉，其华在面，髦（发）为血之余，所以心气虚衰则脉不通、血不流，而见"髦色不泽""面黑如漆柴"之证。现代临床所称的"心气虚"，多见面色㿠白，本条所述的"黑如漆柴"，乃是因心气不足，致使血行瘀滞，而面见青紫（发绀）之色，其标为瘀，其本为虚。

足太阴气绝者则脉不荣肌肉，唇舌者肌肉之本也，脉不荣则肌肉软，肌肉软则肉萎人中满，人中满①则唇反，唇反者肉先死。(《灵枢·经脉》)

【注】

①人中满：人中，上唇沟；满，肌肉胀满。指肌肉胀紧，中沟显得平滑。

【释】足太阴脾经经气衰绝则表现为血脉不能荣养肌肉，唇舌是肌肉的根本，血脉不能荣养肌肉则见肌肉痿软无力，肌肉痿软无力则会出现肌肉萎缩而人中沟平满，人中平满则口唇外翻，口唇外翻是肉先死的征兆。

【按】本节论述的是脾经气绝的表现和病机。

脾主运化水谷之精气，主肌肉，开窍于口，其华在唇，所以脾的经气衰绝时，肌肉软弱无力，甚或肌肉萎缩，"人中满则唇反"是其主要表现。原文所谓"唇舌者肌肉之本也"，乃是因为水谷入口，首先由唇摄取，由舌搅拌之后，方能下咽。下咽的食物经胃的腐熟，其精微部分由脾运输于各处，以营养肌肉，所以称唇舌是肌肉之本。原文的"肉萎"，张介宾、马莳等皆解作"舌萎"，亦是据此而言。

足少阴气绝则骨枯，少阴者冬脉也，伏行①而濡骨髓②者也，故骨不濡则肉不能著也，骨肉不相亲③则肉软却④，肉软却故齿长而垢，发无泽，发无泽者骨先死。(《灵枢·经脉》)

【注】

①伏行：指脉象而言，肾脉沉行于肉下，著于筋骨，故谓伏行。《素问·玉机真脏论》云："冬脉者肾也，北方水也，万物之所以合藏也，故其气来沉以搏。"

②濡骨髓：肾脉伏行，沉着于筋骨，所以脉气能濡润骨髓。

③亲：亲近、贴近。

④却：退离，此指骨肉脱离。

【释】足少阴肾经经气衰绝则见骨骼枯槁，少阴肾脉是冬藏之脉，其脉伏行于筋骨而能濡润骨髓，所以少阴气绝则骨不能得到肾脉的濡润而肌肉也不能附着筋骨，骨肉不相贴近则肉软骨脱，肉软骨脱则牙根外露而布满齿垢，头发也失去光泽。头发无泽乃是骨先死的征兆。

【按】本节论述的是肾经气绝的表现和病机。

肾脏主骨生髓，其华在发，齿为骨之余，所以肾经气绝则骨肉脱离，发无光泽。"发无泽"是其证候的主要表现。

足厥阴气绝则筋绝①，厥阴者肝脉也，肝者筋之合也，筋者聚于阴气②，而脉络于舌本也，故脉弗荣则筋急，筋急则引舌与卵，故唇青、舌卷、卵缩，则筋先死。（《灵枢·经脉》）

【注】

①筋绝：即筋急。

②阴气：应作"阴器"。

【释】足厥阴肝经经气衰绝则筋挛急欲绝，厥阴是肝的经脉，肝是和筋相配合的，筋会聚于阴器而又上络于舌本，所以肝脉气绝则筋得不到营养而筋拘紧挛急，筋急则牵引舌根和睾丸，所以出现口唇发青、舌卷、囊缩的症状，这是筋先死的征兆。

【按】本节论述肝经气绝时的表现和病机。

肝主筋，其经脉下循股阴，入毛中，过阴器，上循喉咙之后，从目系下颊里，环唇内。所以肝经气绝，则筋急、唇青、舌卷、卵缩。

以上五段原文是从五脏生理、病理的角度，论述了各脏经脉气绝的临床表现。五脏的经脉气绝主要反映在五体上（即皮毛、血脉、肌肉、骨、筋），所以从五体的症状表现，可以验知五脏经气的盛衰情况。这对判断疾病的预后，也有一定的意义，可作为临床诊病之参考。

二阳之病发心脾，有不得隐曲[①]，女子不月；其传为风消[②]，其传为息贲[③]者，死不治。

三阳为病发寒热，下为痈肿，及为痿厥腨㾓[④]；其传为索泽[⑤]，其传为癫疝[⑥]。

一阳发病，少气善咳善泄；其传为心掣[⑦]，其传为隔[⑧]。

二阳一阴发病，主惊骇背痛，善噫善欠，名曰风厥[⑨]。二阴一阳发病，善胀心满善气。三阳三阴发病，为偏枯痿易[⑩]，四肢不举。（《素问·阴阳别论》）

【注】

①隐曲：隐蔽委曲难言之事。张志聪云，"隐曲者，乃男女之前阴处"，故以"男子无精"为解。

②风消：风热消烁机体，而见肌肉消瘦之证。

③息贲：贲，猛烈之意。呼吸喘息急剧。

④腨痟（yuān渊）：痟，酸痛。小腿肚酸痛。

⑤索泽：津液散尽，索，散尽；泽，水流积聚的地方，此指机体中的津液。症见皮肤干燥而不润泽。

⑥㿉疝：张志聪云："㿉疝，小腹控卵肿痛，所谓膀胱疝也。"

⑦心掣（chè彻）：掣，牵拉。指心中牵掣性的疼痛。心掣的原因，王冰认为，"隔气乘心，心热故阳气内掣"；张志聪注云，"心虚而掣痛"。

⑧隔：病名。王冰云："三焦内结，中热故隔塞不通。"《灵枢·上膈》云："气为上膈者，食饮入而还出。"

⑨风厥：风，指肝风。张志聪云："风木为病，干及胃土，故名风厥。"风厥，说法不一，原因多种。故不可执此解而视其他风厥。

⑩易：变换。

【释】足阳明胃经与手阳明大肠经有病，乃是发自心脾二经的。病人有难以言表的隐私病证，精神郁闷，女子则患月经不调或经闭；病久不愈，这个病就会向里传变，出现形体消瘦的"风消"证；不愈则再向里传变，就会得喘息剧烈的"息贲"病，这时病人将会死亡，已经无法救治。

足太阳膀胱经与手太阳小肠经有病，多见恶寒发热、下肢患痛肿，以及两足痿软无力或厥冷，或小腿肚酸痛；病久不愈，向里传变，则见皮肤干燥而不润泽的"索泽"证，这个病再向里传，则为睾丸肿胀的"㿉疝"。

足少阳胆经与手少阳三焦经有病，则见气短，易患咳嗽、泄泻；病久不愈，向里传变则为心中掣痛；不愈再传则为饮食不下，或大便不通的"隔"证。

二阳与足厥阴肝、手厥阴心包络经同时发病，主症是恐惧害怕，背部疼痛，常常嗳气，呵欠，名为"风厥"病；足少阴肾、手少阴心与胆和三焦经发病，容易腹胀，心下满闷，频频叹气；膀胱、小肠经与足太阴脾、手太阴肺经发病，多为半身不遂的"偏枯"证，或两腿交替出现痿软无力的"痿"证，四肢不能随意运动。

【按】本节论述了三阳、三阴各经发病的症状及传变途径，其中以三阳经发病为论述的重点。

二阳发病一节，后世医家的认识，多为分歧之处。首先，关于本节论述的是男女同病，还是单述女病。王冰认为是男女同病，"有不得隐曲"是"男子少精"；"女子不月"是女子为病。马莳驳之曰："此节专为女子而发，未论及男子少精之义。"按原文字面词义，马注为是。然而因情志不遂，脾胃亏损所致的肾虚，在男子是屡见不鲜的，原文虽未论及男子少精之病，但包含有此意在内，且"风消""息贲"二证恐怕就不能专指女子了。其次，关于"二阳之病发心脾"，亦有不同的理解。焦点是阳明先病，影响心脾，还是阳明之病，根源在心脾。王冰认为其病是"阳明发病，心脾受之"，其源在胃；张锡纯认为"曰发于心脾，原其发于心脾之故"。其源在心脾，而影响胃生病，因"脾伤不能助胃消食，变化精液，以溉五脏"，所以出现"女子不月""风消""息贲"等病。其说似各有长处，不宜拘泥于字面含义，而应着重临证分析。男子少精，女子不月，亦是临床中常见之病。若因血虚精少所致，当补其精血，如菟丝子丸、鹿胎丸之类补之；若因情志不遂所致，当解其郁而顺其气，如逍遥散等药可用。张锡纯治女子血枯不月等证，着重健脾助胃，创资生汤以生山药、白术为主，佐以元参、牛蒡子、鸡内金，热甚者加生地。此方立法深合"二阳之病发于心脾"之说，所以重用生山药，有其一定道理。

必背 阳虚则外寒，阴虚则内热，阳盛①则外热，阴盛②则内寒。（《素问·调经论》）

【注】

①阳盛：指邪热盛于肌腠。

②阴盛：为寒邪聚积腹内。

【释】阳虚的病人，则表现为形寒肢冷；阴虚的病人，则表现为五心烦热。阳热之邪盛实，则见全身发热；阴寒邪气凝聚，则见腹中冷痛。

【按】本节讨论了阴阳盛衰的病机及临床表现。

阳虚、阴虚、阳盛、阴盛，是临床上常见的四种病机变化，不可不详。

阳虚外寒和阴虚内热证，一为虚寒，一为虚热，二者皆由内伤引起，缘于气虚（阳虚）失煦（温），寒从中生，或精血不足（阴虚），化燥生热而成。

阳盛外热与阴盛内寒证，一为实热，一为实寒，二者多来自于外感，是由邪热（阳盛）郁留在肌表或寒邪（阴盛）客于体内所致。

因虚寒证是由气虚引起，所以其临床表现除形寒肢冷外，还应兼见气短乏力，多汗，用甘温益气药治之，如人参、黄芪、白术之类。虚热证乃由精血不足所致，故证候在五心烦热的基础上，还可伴有机体消瘦、口干、盗汗等表现，当以甘寒养阴，如生地、寸冬、元参之品。实热证有在卫在气等之分，热在卫分，病人身热，微恶寒，或有汗出，头痛鼻塞，咽喉红肿疼痛，咳嗽痰稠，宜辛凉解表，用银翘散；热在气分，病人高热，口大渴，汗出，应清热生津，用白虎汤治之。寒邪内侵，抑气凝血，既能造成脉络郁滞，又可影响津液施布，则见脘腹冷痛，或呕吐清水，或大便溏泄，治疗应辛温散寒，以附子理中汤为其代表方剂。

必背　阳胜则身热，腠理闭，喘粗①为之俯仰②，汗不出而热，齿干以烦冤③，腹满死，能④冬不能夏。阴胜则身寒，汗出身常清，数栗而寒，寒则厥，厥则腹满死，能夏不能冬。此阴阳更胜⑤之变，病之形能⑥也。（《素问·阴阳应象大论》）

①喘粗：指喘息声音粗糙，即呼吸急促。

②俯仰：身体前俯后仰。马莳注："气不得平，故身俯仰。"

③烦冤：烦躁郁闷。张介宾注："冤，郁而乱也。"

④能（nài耐）：耐受之意。

⑤更胜：相互交替出现胜负之意，即阴盛则阳病，阳盛则阴病。

⑥形能（tài态）：即形态。指疾病所产生的症状表现和体征而言。

175

【释】阳气太胜，则表现为身热，腠理紧闭，喘息声音粗糙，因呼吸困难而致身体前后俯仰，无汗身热，牙齿干燥，并且心中烦躁闷乱，如果出现腹部胀满的表现，是死证。此类病证能耐受冬天之寒，不能耐受夏天之热。阴气太胜，则表现为身寒，汗出，身体常有清冷的感觉，时时战栗而畏寒，寒气太甚则手足厥冷，如果出现厥冷而且腹部胀满的表现，是死证。此类病证是能耐受夏季之热，不能耐受冬天之寒。这就是阴阳偏盛偏衰所导致的疾病变化及其所表现出来的症状与体征。

【按】本条具体阐述了阳盛、阴盛的证候及其症状表现与体征，以及病危的表现与预后。

阳胜身热汗不出，是邪热郁闭腠理的一种表现。热邪上迫，肺失宣降，故见喘促；热伤津液，则牙齿干燥；热扰神明，则病人心烦；此热不除，久盛于内，肠胃之津液大伤，阳明燥结不通，故见腹满，此为危重之候，宜急下以存阴，大承气汤可用。

原文中的"阴盛"，当属于虚寒之类的病证，此寒是由于寒胜伤及阳气导致气虚，失去温煦之力而形成。气虚，表卫不固，加之肌腠失去温养，故见汗出、身冷；卫外的功能低下，汗孔不能合闭，所以病人畏寒；阳虚日久则脾肾大伤，命门火衰，脾不运化，就会出现厥冷、腹满的危重之象，宜用回阳救逆法治之，如加减四逆汤可用。

阳胜病"能冬不能夏"、阴胜病"能夏不能冬"，这是因为：阳胜的病人，在夏季会因暑热而加重伤阴，使病情加重，在冬季，可借助冬寒削弱体内的热邪，所以阳胜的病人能耐受冬天之寒，不能耐受夏天之热。阴胜的病人，在夏季可借助夏暑之热助阳，以驱散寒邪，可缓解病情，在冬季会因寒凉更伤阳气，使病情加重，所以阴胜的病人能耐受夏天之热，不能耐受冬天之寒。这说明四时阴阳之气对疾病的轻重和预后，都会有一定的影响作用，反映出《内经》"天人相应"的整体观。

寒气客于皮肤，阴气盛，阳气虚，故为振寒寒栗①，补诸阳。(《灵枢·口问》)

【注】

①振寒寒栗：因寒而发抖战栗。

【释】寒邪侵袭于皮肤，体内的阴气就偏盛，而阳气则偏衰，所以出现恶寒、发抖或战栗的症状。

【按】本条集中讨论了寒邪束表，病人恶寒的道理。寒邪侵袭人体后，造成阴胜阳衰的局面，阳气衰弱不能温养体表，腠理失煦又加上寒邪作乱（伤之则恶之），故病人出现"振寒寒栗"的症状。此外，还可能表现为发热、无汗、头痛、项强、鼻塞流涕、咳嗽等。此属外感风寒表证，以辛温解表而治之，麻黄汤为代表方剂。

肺热者，色白而毛败①；心热者，色赤而络脉溢②；肝热者，色苍而爪枯；脾热者，色黄而肉蠕动③；肾热者，色黑而齿槁。(《素问·痿论》)

【注】

①败：毁坏。

②络脉溢：络脉充盈而过盛。

③肉蠕动：即肌肉软弱松懈。

【释】肺脏有热，面色白而毛发败坏；心脏有热，面色红而脉络充盛；肝脏有热，面色苍青而爪甲枯槁；脾脏有热，面色黄而肌肉蠕动如虫行；肾脏有热，面色黑而牙齿枯槁。

【按】本条是邪热伤及五脏的临床表现。肺色白，主气而充养皮毛。若肺脏热盛伤及津气，毛发失养，故毛发焦枯或脱落。心色赤，而主血脉。若心中热盛，血液沸行，则见脉络充盛。肝色青，而藏血，其荣在爪。若肝热伤及精血，爪甲失养，故见爪枯。脾色黄，主运化精微而滋养肌肉。若脾脏热盛，精微不足，则肌肉失养而蠕动，甚则消瘦无力。肾色黑，主藏精，以滋养骨髓，若肾热伤精，骨失所养，故见牙齿枯槁。

必背 阳气衰于下，则为寒厥①；阴气衰于下，则为热厥。（《素问·厥论》）

【注】

①厥：指阴阳之气不相接者。阳气胜的为"热厥"，阴气胜的为"寒厥"。

【释】三阳经的经气衰竭于下，则发为足冷的"寒厥"证；三阴经的经气衰竭于下，则发为足下热的"热厥"证。

【按】本条讨论了寒厥和热厥的发病机理。原文中的"寒厥""热厥"是指足冷、足热的症状而言，与后世所论的寒、热厥，均见手足厥冷的病机不同。它的发病机理是由于阳气衰于下，不能温养肌腠，则生虚寒，故见足冷。阴气衰于下，则生虚热，故见足下热。其实，二者一为虚寒，一属虚热。治虚寒者，当以甘温益气，如参芪之类。疗虚热者，应以甘寒养阴，用生地、玄参之品。

　　必背 寒气生浊，热气生清。清气在下，则生飧泄；浊气在上，则生䐜胀①。此阴阳反作②，病之逆从③也。（《素问·阴阳应象大论》）

【注】

①䐜胀：胸膈胀满。

②反作：指阴阳的反常改变。

③逆从：偏义复词，逆意。吴昆注："逆从，不顺也。"

【释】寒气生成浊阴，热气生成清阳。清气反降于下，则生飧泄；浊气逆升于上，则生䐜胀。这是阴阳的反常改变，违背正常的升清降浊规律而生成的疾病。

【按】本节阐述了机体中阴阳升降失常的病机变化。

　　升清、降浊是人体气化功能的正常规律，也可以说，它是机体进行新陈代谢、维持生命活动的一个基本过程。

　　升清，是指由水谷精微化生的阳气，受命门真火的蒸腾，通过三焦渠道，经胆的作用而向上升发，以滋养五脏六腑、四肢百骸；降浊，乃指营养过程中所产生的废料，经肺的肃降、脾的运化和肾的开合等，下降于排泄器官。机体中的这种升清、降浊运动，主要是靠阳气的蒸化，即原文"热气生清"的作用而完成。假如邪气客于机体，影响气化功能，气不化精，则生浊气，浊气不降，便会产生胸膈胀满。反之，清阳不升，津液不布，下流则为湿，故可表现为泄泻。就䐜胀一证而言，也包括了"痞满""中满""腹胀""鼓胀"等多种疾病，病因有寒有热，病证有虚有实，所以治疗时，必当详审。

◎必背 黄帝问曰：肺之令人咳，何也？岐伯对曰：五脏六腑皆令人咳，非独肺也。帝曰：愿闻其状。岐伯曰：皮毛者，肺之合也，皮毛先受邪气，邪气以从其合也。其寒饮食入胃，从肺脉上至于肺①，则肺寒，肺寒则外内合邪，因而客之，则为肺咳。五脏各以其时受病②，非其时各传以与之③。

人与天地相参④，故五脏各以治时，感于寒则受病，微则为咳，甚则为泄、为痛。乘秋则肺先受邪，乘春则肝先受之，乘夏则心先受之，乘至阴则脾先受之，乘冬则肾先受之。

肺咳之状，咳而喘息有音，甚则唾血。心咳之状，咳则心痛，喉中介介⑤如梗状，甚则咽肿候痹。肝咳之状，咳则两胁下痛，甚则不可以转，转则两胠下满。脾咳之状，咳则右胁下痛，阴阴⑥引肩背，甚则不可以动，动则咳剧。肾咳之状，咳则腰背相引而痛，甚则咳涎。（《素问·咳论》）

【注】

①其寒饮食入胃，从肺脉上至于肺：寒饮食，指寒凉性的饮食物。胃和肺是通过经脉相连的，肺脉"起于中焦，下络大肠，还循胃口，上膈属肺"，所以入到胃中的寒邪，可以通过经脉的途径，由胃内上至于肺。

②五脏各以其时受病：时，四时，即四季。王冰注："时，谓王月也。"王月就是五脏当令的季节，如春肝、夏心、秋肺、冬肾、长夏脾。按《内经》的观点，五脏受病于本脏当令之时，如

春天肝脏当令，感邪则肝受病，其他脏不受病。

③非其时各传以与之：指如果不在肺所主的时令感邪受病，就是由他脏感邪后而传至于肺。张志聪注："五脏各以所主之时而受病，如非其秋时，则五脏之邪，各传与肺而为之咳也。"

④人与天地相参：参，加入或掺杂的意思。人在天地之间生活，指人与天地自然存在着相互通应、相互影响的关系。

⑤介介：吴昆注，"介介，坚硬而有妨碍之意"。

⑥阴阴：同"隐隐"，即隐急而痛。

【释】黄帝问道：肺病使人咳嗽，为什么呢？岐伯回答：五脏六腑受邪发病，都可能使人咳嗽，并非只是肺。黄帝说：希望听一听咳嗽的具体情况。岐伯说：皮毛是肺的外合，皮毛先受到邪气的侵袭，邪气就要进而侵犯它所合的肺；寒饮寒食进入到胃中，则寒邪可以从肺脉的循行路径而上达于肺使肺寒，这样，外内的寒邪相结而侵犯于肺，发为肺咳。五脏各按它当令的季节受病，若不是在它当令的季节受病，就会从他脏将病邪传入于肺。人在天地之间生活，与自然界有着密切的联系，所以五脏各以它当令的季节感受寒邪而发病，病轻则咳嗽，病重则泄泻、疼痛。秋季燥气偏盛，则肺先受邪；春季风气偏盛，则肝先受邪；夏天暑热气胜，则心先受邪；长夏湿气偏盛，则脾先受邪；冬天寒气偏盛，则肾先受邪。

病因病机

第五章

181

肺脏咳嗽的症状是咳嗽而喘息，伴有哮鸣音，严重时唾血。心咳的症状是咳嗽伴有心痛，喉中如有硬物梗塞一般，严重时出现咽肿、喉痹。肝咳的症状是咳嗽伴两胁下作痛，严重时不可以转侧，转侧两腋下胀满。脾咳的症状是咳嗽伴右胁下作痛，隐隐疼痛而牵引肩背，严重时不可以动，动则咳嗽加剧。肾咳的症状是咳嗽，并牵引腰背部疼痛，严重时咳多痰涎。

【按】本条具体讨论了五脏致咳的病因病机及其临床表现。

咳嗽一证，虽责之于肺，但致病之由多端，除邪气直接伤肺而引起咳嗽外，其他脏腑发病亦可影响肺而致咳，如肝火灼肺、脾湿犯肺、寒水射肺、肾不纳气、心火乘肺等，皆可为病。这就告诉我们，临床上不能单独地看待一病一证，必须把局部病变与整体结合起来，找出与其相关的各种因素，进行综合分析和判断，才能抓住疾病的病因病机，做到辨证论治。

"咳为气逆，嗽为有痰"，在古代，咳、嗽两者不相并提。因后世合称咳嗽，故我们在释文中凡谈咳之处，皆译作"咳嗽"，这是现代的习惯用法，请读者注意。

五脏之久咳，乃移于六腑。脾咳不已，则胃受之，胃咳之状，咳而呕，呕甚则长虫①出。肝咳不已，则胆受之，胆咳之状，咳呕胆汁。肺咳不已，则大肠受之，大肠咳状，咳而遗矢②。心咳不已，则小肠受之，小肠咳状，咳而矢气③，气与咳俱失。肾咳不已，则膀胱受之，膀胱咳状，咳而遗溺。久咳不已，则三焦受之，三焦咳状，咳而腹满，不欲食饮。此皆聚于胃，关于肺④，使人多涕唾而面浮肿气逆也。（《素问·咳论》）

【注】

①长虫：指蛔虫。

②遗矢：指大便失禁。

③矢气：指肛门排气。

④聚于胃，关于肺：聚，聚集。指邪气随饮食下行而聚集于胃，上犯于肺而发为咳嗽。如前文所述："其寒饮食入胃，从肺脉上至于肺。"

【释】五脏咳日久不愈，可传变于六腑。脾咳不愈，则胃受病，胃咳的症状，咳而伴有呕吐，呕吐严重时可带出蛔虫。肝咳不愈，则胆受病，胆咳的症状，咳而呕吐胆汁。肺咳不愈，则大肠受病，大肠咳的症状，咳而大便失禁。心咳不愈，则小肠受病，小肠咳的症状，咳而矢气，常常咳嗽与矢气并作。肾咳不愈，则膀胱受病，膀胱咳的症状，咳而遗尿。上述各种咳嗽日久不愈，则三焦受病，三焦咳嗽的症状，咳嗽而腹满，食欲不振。大凡咳证，都是由于邪气困聚于胃，向上影响于肺所致，使人涕多痰盛，面部浮肿，呼吸气逆急促。

【按】本节是《内经》在论五脏咳的基础上，进一步阐发了咳证由脏传腑的病机及其证候特点。

六腑咳证，不是一个孤立的现象，它所出现的症状，常与五脏咳的特点并存，也就是说，在同一病人的身上，表里脏腑的证候会同时出现。如肺与大肠相表里，若肺咳日久，气阴两虚，精微不能下行滋养大肠，则大肠气虚，传导失常，故咳嗽兼大便失禁。可见，六腑咳证是本于脏而标于腑，乃是由于五脏久咳，累及于六腑而成。所以治疗时，无疑要从脏着手，以兼顾其腑。

183

癫疾始生，先不乐，头重痛，视举①目赤，甚作极②，已而烦心。

癫疾始作，而引口③啼呼喘悸者……先反僵④，因而脊痛。（《灵枢·癫狂》）

【注】

①视举：眼睛向上看。

②甚作极：甚，严重。作，发作。极，顶点。指先不乐、头重痛等症状的发作严重到极点。

③引口：牵引口角歪斜。

④反僵：反，反张。僵，僵直、硬。指背向后仰，即角弓反张。

【释】 癫病刚开始发病时，先表现为郁闷不乐，头沉重而痛，眼睛上视而发红，严重发作到极点时，就会出现心中烦躁。

癫病开始发作时，先要掣引口角抽动，进而会出现或喊、或叫，或喘促，或心悸等症状……因为发病时，先出现角弓反张、脊背僵直的抽风症状，所以醒后，伴有脊背部疼痛。

【按】 本条概述了癫疾发作前的征兆和发作时的症状表现。从原文描写的症状看，此处所论的"癫疾"，是指癫痫病（俗称羊角风）而言。后世医家有"癫者癫也"之说，是指情志颠倒，失其是非之明，郁闷不乐的病证，属于现代医学精神分裂症中的抑郁型者。此证多由暴怒伤肝、痰气内结所致。

⊙必背 狂始生，先自悲也，喜忘①、苦怒②、善恐者，得之忧饥。

狂始发，少卧不饥，自高贤也，自辩智也，自尊贵也，善骂詈③，日夜不休。（《灵枢·癫狂》）

【注】

①喜忘：记忆力衰退，又称健忘。

②苦怒：容易发怒。

③詈（lì利）：骂。

【释】狂证开始发病时，先有自我悲伤的征兆，有健忘、易怒、时常惊恐不安等症状，这是由于过度忧愁和饥饿所致。

狂证开始发作的时候，症见少卧失眠，不知饥饿，自以为高明贤能，自以为聪明智慧，自以为最尊贵，狂言谩骂，日夜吵闹不休。

【按】本节概述了狂证生成的原因和发作时的症状。

狂躁不安，吵闹不休，这是狂证的特点，因多发于气逆、痰热，又表现为躁动不安，故与现代医学精神分裂症中的兴奋型者相似。

《灵枢》将此证的病因归为四种，即"得之忧饥""得之大恐""得之有所大喜"和"少气所生也"，皆为外受精神刺激所致。后世医家将此病多半归结为"痰火"所致。朱丹溪云："大率多因痰结于心胸间，治当镇心神，开痰结。"张锡纯更进一步指出："痰火充溢，将心与脑相通之窍络，尽皆瘀塞，是以其神明淆乱也。"

厥心痛①，与背相控②，善瘈，如从后触其心，伛偻③者，肾心痛也。

厥心痛，腹胀胸满，心尤痛甚，胃心痛也。

厥心痛，痛如以锥针刺其心，心痛甚者，脾心痛也。

厥心痛，色苍苍如死状，终日不得太息，肝心痛也。

厥心痛，卧若徒居④，心痛间⑤，动作痛益甚，色不变，肺心痛也。

真心痛，手足清至节⑥，心痛甚，旦发夕死，夕发旦死。（《灵枢·厥病》）

【注】

①厥心病：厥，气上逆。五脏之气上逆犯心所引起的疼痛，叫厥心痛。

②控：牵引，亦即向外放散之意。

③伛偻：曲背。

④徒居：指不活动、无事时休息。

⑤间：轻微。此处与"甚"相对。

⑥手足清至节：清，寒凉。指手足发凉至肘、膝关节，即四肢厥逆。

【释】厥心痛，症见心痛牵引背部，肩臂拘急，痛时如同从背后触击其心一样，弯腰曲背等，这是肾心痛。

厥心痛，症见腹部发胀，胸中满闷，当心下痛甚者，这是胃心痛。

厥心痛，症见痛如针刺其心一样，心痛剧烈，这是脾心痛。

厥心痛，症见心痛而面色发青，如死人一样，整日不敢深呼吸，这是肝心痛。

厥心痛，症见在睡卧或者闲暇休息时心痛较轻，活动时则心痛加重，但面色不改变，这是肺心痛。

真心痛，症见心痛发作时四肢厥逆，心痛剧烈而危重，常常会早晨发作，至晚上即可死亡，或者晚上发作到早晨死亡。

【按】本节论述了真心痛和五种厥心痛的症状与病机。

真心痛，从心痛剧烈、四肢厥逆、发作后很快死亡等症状分析，与现代医学所说的急性心肌梗死颇为相似。肾心痛、脾心痛和肺心痛，其痛向肩背放射，痛如针刺，劳动后加重等，相当于冠心病的心绞痛。胃心痛，可能是真心痛的兼证，因为心肌梗死发作时，可伴有恶心、呕吐、上腹部胀痛等症，当与胃脘痛相鉴别。肝心痛，可能是心绞痛发作频繁时，或心肌梗死持续阶段或缓解后的症状表现，患者不敢深呼吸，有因痛而吸气停止的表现。

"厥者逆也""痛者不通"，这是厥心痛发作的病机。具体说就是阴阳二气不相接续，气血凝滞，闭塞经脉，心失所养，而他脏之气乘虚上犯于心所致。因此，治疗时当以调阴阳、和气血、疏通经脉为主，如目前治冠心病的气短乏力、心前区闷痛、肢冷自汗，用瓜蒌薤白桂枝汤合失笑散，若见心前区刺痛、心烦、潮热者，用血府逐瘀汤，或气阴两虚，表现为心悸、胸闷、气短、乏力、自汗、口干、便秘，用炙甘草汤等，皆可起到调节阴阳和畅通血脉的作用。除此之外，现代运用中西医结合治疗冠心病，已经探索出几种较为有效的途径，主要是活血化瘀法（如北京冠心Ⅱ号方：丹参、赤芍、川芎、红花、降香）；芳香温通法（如上海的冠心苏合丸）；宣痹通阳法（如陕西的加味瓜蒌薤白汤：瓜蒌、薤白、丹参、赤芍、红花、川芎、降香）；益气养阴法（如广东的益心方：党参、寸冬、五味子、萸肉、首乌、丹参、大枣）等。以上附列于此，供读者临证参考。

邪气内逆①，则气为之闭塞而不行，不行则为水胀。

阴阳气道不通，四海②闭塞，三焦不泻，津液不化，水谷并行肠胃之中，别于回肠，留于下焦，不得渗膀胱，则下焦胀，水溢则为水胀。(《灵枢·五癃津液别》)

【注】

①内逆：内，机体内部，指脏腑而言；逆，侵犯。

②四海：指气海、血海、髓海、水谷之海。

【释】邪气向体内脏腑侵犯，水气被内逆的邪气阻塞而不能通行，不通行则成为水肿。

阴阳的气道不通，四海闭塞，三焦传输水液的渠道不利，不能向下输泻，于是津液就不能布化于周身，水液和食物并行在肠胃之中，在回肠部位分别，食物糟粕应进入大肠，水液废料则渗入膀胱。由于邪气的阻塞，水液留于下焦而不能渗入到膀胱之中，于是下焦满胀，水液泛溢而成为水胀（水肿病）。

【按】本节论述了水肿病形成的病机。

水肿病多因外邪侵袭机体或脏腑功能低下，致体内的气化失常，津液环流障碍，水湿潴留，泛溢于肌肤而成。其发病与肺、脾、肾等脏关系密切。原文提到的"三焦不泻"，就是指上焦肺失宣降之力，中焦脾失运化水湿之能，下焦肾失开合之职而造成的水湿停留。后世医家认为，肺、脾、肾是水肿病的三纲，其道理即在于此。

黄帝问曰：少阴①何以主肾？肾何以主水？岐伯对曰：肾者至阴②也，至阴者盛水③也，肺者太阴也，少阴者冬脉也，故其本在肾，其末在肺，皆积水也。

帝曰：肾何以能聚水而生病？岐伯曰：肾者胃之关④也，关门不利，故聚水而从其类也。上下溢于皮肤，故为胕肿。胕肿者，聚水而生病也。

帝曰：诸水皆生于肾乎？岐伯曰：肾者牝脏也，地气上者属于肾，而生水液也，故曰至阴。勇而劳甚则肾汗⑤出，肾汗出逢于风，内不得入于脏腑，外不得越于皮肤，客于玄府，行于皮里，传为胕肿，本之于肾，名曰风水⑥。所谓玄府者，汗空也。（《素问·水热穴论》）

【注】

①少阴：指肾的经脉。

②肾者至阴：至阴，指阴中的极阴部分。杨上善注："至，极也，肾者，阴之极也。"五脏属阴，肾在五脏之中，居于下（上下相对，上属阳，下属阴），又肾主水（水亦属阴），所以称肾为至阴。

③盛（shèng剩）水：盛，茂盛，繁多。水液盛多的脏器。

④肾者胃之关：关，关隘。肾主气化，司开合，肾的功能正常，可化气行水，通利二便；若肾脏失职，肾气不化，则二便不通。胃为传化之腑，下输水谷之物于大肠、膀胱，若肾气不化，则输导之路阻塞于肾，浊气必然上逆，使胃中满胀。所以说，肾是胃下输水谷的关隘。关隘开则二便通调，关隘闭则水谷阻塞。

⑤肾汗：勇而劳力所出之汗为肾汗，非指肾司出汗。

⑥风水：水肿病之一，其表现为发病急，浮肿以头面部较甚，骨节疼痛，发热恶风，多由外感风邪所致。

【释】黄帝问道：少阴经为什么主肾？肾为什么又主水？岐伯回答说：肾是至阴之脏，至阴是水液最多的脏器，所以它主管水液。肺属太阴经脉，而少阴是属于冬令之脉，其脉从肾上贯肝膈，入肺中，所以水肿病的发生，其本在肾，其标在肺。二者功能失常，都能使水液积聚而生病。

黄帝进一步问道：肾为什么能聚积水液而生病呢？岐伯说：肾是胃下输水谷的关隘，关口不通畅，所以身体中各种渠道来的水液，因其属类相同，就聚积在一处了。水液积聚于下焦，使下焦满溢，泛溢于皮肤之间，发为浮肿。浮肿就是水液聚积而生成的疾病。

黄帝又问道：这样说来，各类的水肿病证都是生于肾吗？岐伯说：肾是雌脏，属阴，向上蒸腾的地气，其性亦属阴，地气与肾相通。肾的功能也像地气一样，可以化生水液，所以将肾脏称"至阴"。人勇猛太过或劳力过度而出汗则为肾汗，肾汗外出时，若遇到风邪，则风水相搏结，向内不得入于脏腑，向外不得出于皮肤，停留在玄府之中，游窜于皮肤之内，传遍周身，而为浮肿。它发病的根本在肾，病名叫风水。所说的玄府，就是主司出汗的毛孔。

【按】本条阐述了肺肾与水肿的发病关系，以及风水病证形成的病因病机。

肾有主管水液的功能。肾管理体液的平衡，主要在于肾阳的蒸化作用，即"气化水行"之意。如果劳伤肾气，或感受风邪，造成肾阳的气化功能失常，气不化则水不行，水气就要泛溢而为水肿。

肺主肃降，有通调水道的作用。机体中的精微物质，通过肺的宣发而遍布周身，以滋养各处。其多余无用的水分，复经肺的肃降作用，而渗利于膀胱，排出体外化为尿液，故有"肺为水之上源"的说法。若外感风邪，邪气束表犯肺，则可使肺气不降，水道不通，而泛滥为肿。可见"风水"证的形成，除肾之外，与肺亦有着密切的关系。这里说的"风水"，与现代医学的急性肾炎相似，其治疗可根据中医学风邪束肺、湿泛于肾的理论，立解表宣肺、上下分消的利湿法，投以商陆麻黄汤等，可获得满意的疗效。

夫胀者，皆在于脏腑之外，排脏腑而郭胸胁①，胀皮肤，故命曰胀。(《灵枢·胀论》)

【注】

①郭胸胁：郭，古代都城的外城，此处作动词用，含有充溢、扩张之意。郭胸胁指充斥、扩张于胸胁之间。

【释】胀病的部位，都在脏腑之外，挤压脏腑而充溢于胸胁之间，使皮肤肿胀，所以命名为胀病。

【按】本节论述了胀病的部位及症状。胀病多发于胸腹，从形体上可以观察出来。张景岳说："中满者，谓之胀，而肌肤之胀者，亦谓之胀。"可见胀的范围较广，除指腹满外，还包括皮肤肿胀在内。而本条所论，是指胸胁胀满的病证，多因气滞寒瘀所致，故与水胀（腹水）不同。

黄帝曰：胀者焉生？何因而有？岐伯曰：卫气之在身也，常然并脉循分肉①，行有逆顺②，阴阳相随，乃得天和，五脏更始，四时循序③，五谷乃化。然后厥气在下，营卫留止，寒气逆上，真邪相攻，两气相搏，乃合为胀也。(《灵枢·胀论》)

【注】

①分肉：皮内近骨之肉名分肉。

②行有逆顺：逆顺，指上下而言。卫气的运行有的往上，有的往下，周流于全身，无处不有。

③循序：循，遵守；序，次序。

【释】黄帝问道：胀病是怎样生成的？因为什么会发生胀呢？岐伯说：卫气在人身之中运行，在正常的情况下，是和血脉并行流动的。沿着分肉，上下运行，气血相随，阴阳相贯，这和自然界日月星辰的运转规律是相应的。因此，才能达到五脏之气互相输转，遵循四时变化的次序而消化水谷，吸收精华，营养周身。若是卫气的运行发生逆乱，邪气在下为患，使营卫之气的运行滞留不畅，寒气上逆，真气和寒邪相互交争，正邪两气相搏结而阻滞不行，发为胀病。

【按】本节讨论了卫气的运行及胀病的病因病机。原文指出的"厥气在下，营卫留止，寒气逆上，真邪相攻，两气相搏"，是造成胀病的主要因素。实际就是寒气相结，胸腹气机不利而形成的病机变化。

此外，因热、因湿、因饮食劳倦，或肝郁气滞等，皆可导致胀病的生成。

肤胀者，寒气客于皮肤之间，鼛鼛然①不坚，腹大，身尽肿，皮厚，按其腹，窅而不起②，腹色不变，此其候也。（《灵枢·水胀》）

【注】

①鼛鼛（kōng空）然：鼛，即鼓声。此形容腹部叩之如击鼓

一样的中空。

②窅（yǎo咬）而不起：窅，同"窈"，是深的意思。此指腹部按之深陷而不起。

【释】肤胀病，是由寒气留滞在皮肤之间而形成的，叩之则腹中空鸣而不实，腹部胀大，全身浮肿，皮肤厚，用手切按其腹部，则凹陷不能随手而起，皮肤颜色不变，这就是肤胀的证候。

【按】本条论述了肤胀的成因及其临床表现。就原文来看，它的发病主要是由于寒邪客于皮肤之间与正气相搏，造成气机不利而形成，与上节所论相一致。古人认为，头面四肢先肿，而后发生腹胀的属水，先见腹胀而后四肢肿的属胀。可见，胀也能兼水，本条"窅而不起"的描述，可以说明。

夫心胀者，烦心短气，卧不安。肺胀者，虚满而喘咳。肝胀者，胁下满而痛引小腹。脾胀者，善哕①，四肢烦悗②，体重不能胜衣，卧不安。肾胀者，腹满引背央央然③，腰髀痛。六腑胀：胃胀者，腹满，胃脘痛，鼻闻焦臭，妨于食，大便难。大肠胀者，肠鸣而痛濯濯④，冬日重感于寒，则飧泄不化。小肠胀者，少腹䐜胀，引腰而痛。膀胱胀者，少腹满而气癃。三焦胀者，气满于皮肤中，轻轻然而不坚⑤。胆胀者，胁下痛胀，口中苦，善太息。（《灵枢·胀论》）

【注】

①哕：指呃逆。

②烦悗：烦躁闷乱。

③央央然：指非常困苦的样子。

④濯濯：水激荡发出的声音。此处形容肠中有声，即肠鸣频作。

⑤轻轻然而不坚：指按压皮肤轻浮而中空，不坚硬。

【释】心胀的症状，表现为心烦气短，睡眠不安。肺胀的症状，为胸中虚满而闷，气喘咳嗽。肝胀的症状，是胁下胀满疼痛，牵引小腹。脾胀的症状，是容易呃逆，四肢躁动烦闷不宁，身体沉重得连衣服都不能穿了，睡眠不安。肾胀的症状，见腹中胀满而牵引背部不舒，感到非常困苦，腰与髀部疼痛。六腑胀的表现是胃胀，可见腹中胀满，胃脘疼痛，鼻中嗅到焦臭气而妨碍饮食，大便困难。大肠胀，可见肠中鸣响作痛，濯濯有声，冬天反复感受寒邪，就会发生完谷不化的腹泻。小肠胀，则少腹胀满，牵引腰部作痛。膀胱胀，则少腹胀满而小便不利。三焦胀，则水气充溢于皮肤之间，按之轻浮而不坚。胆胀，则见胁下胀痛，口中发苦，善太息（不自觉叹气）。

【按】本节论述了五脏六腑胀病的具体证候。从原文对各种胀病症状的描述中可以看出，心胀、肺胀是由心肺气虚、胸阳不畅所致，肝胀是由气滞而引起，而膀胱胀，既有实证又有虚证，亦有虚实夹杂的证候。因此，临床上必须综合四诊，进行详辨。

🫧必背 阳气者，烦劳则张①，精绝，辟积②于夏，使人煎厥③。目盲不可以视，耳闭不可以听，溃溃乎若坏都④，汩汩乎⑤不可止。

阳气者，大怒则形气绝，而血菀⑥于上，使人薄厥⑦。

（《素问·生气通天论》）

【注】

①烦劳则张：烦劳，过度劳累。张，鸱张，向外扩张，引申为亢盛。指（阳气）因过度劳累而亢盛。

②辟积：辟，通"襞"，衣裙褶，有重叠之意。逐渐反复堆积。

③煎厥：指因过劳而阳气亢盛，煎熬阴精，又复感暑热之邪，内热消烁真阴而出现的昏厥病证。张介宾注："若烦劳过度，则形气施张于外，精神竭绝于中，阳扰阴亏，不胜炎热，故病积至夏，日以益甚，令人五心烦热，如煎如熬，孤阳外浮，真阴内夺，气逆而厥，故名煎厥。"

④溃溃乎若坏都：溃溃，水流决口后，洪水泛滥的样子。都，同"渚"，聚水之处，引申为防水堤坝。形容煎厥病证来势凶猛，起病急、发展快，如同堤坝决口一样危急。

⑤汩汩（gǔ古）乎：形容煎厥发展迅速，如同水流急速而难以遏制。汩汩，水流急速的声音。

⑥菀：同"郁"，郁结。

⑦薄厥：薄，急迫。指因大怒而阳气急亢，血随气上，郁结于头部而猝然发生的昏厥病证。

【释】人体中的阳气，因为过度烦劳会向外鸱张而亢盛，从而导致精气日渐耗竭，这种情况，逐渐反复积累到了夏天，又伤于暑热阳邪，内热消烁煎熬真阴，就会使人发生煎厥病证。其症状是：双目昏花不能视物，两耳闭塞不能听声。病势的发展，就像洪水冲破堤坝一样，水流急速，来势凶猛，不可遏止，病情危重。

人体内的阳气，可因暴怒而上逆，血随气上冲而郁结于上部，从而使脏腑经络之气上下阻绝不通，发生突然昏倒的薄厥病证。

【按】本条阐述了煎厥、薄厥发病的原因、症状，以及和人体阳气的关系。

厥证以猝然昏倒、不省人事、四肢厥冷为主症，或移时苏醒，或厥而不反，其病来势凶猛，若抢救不力，可危及生命。

煎厥和薄厥的区别是：煎厥是由烦劳而阳气亢盛，消烁煎熬阴精所致；薄厥则因暴怒伤肝，导致气血上逆阻绝经络而成。治疗煎厥，叶天士提出"清心益肾"为主，药用连翘心、元参心、竹叶心、知母、细生地、生白芍等，"使肝胆相火，内风不为暴起，然必薄味静养为稳"。治疗薄厥，张璐认为，此证是"血积胸中不散，气道阻碍不行"，当以凉血散瘀为主，用犀角地黄汤治之。

必背　血之与气并走于上，则为大厥[①]，厥则暴死，气复反则生，不反则死。(《素问·调经论》)

【注】

①大厥：指猝然昏倒、不省人事的昏厥病证。

【释】若血随气逆而行于上，充斥于脑府，则发为大厥。大厥发作时表现为病人突然昏厥，不省人事。如果上逆之气能够复返，血随之而下降则复生，不能复返则死亡。

【按】本节讨论了气血上逆导致大厥的病机与证候。从原文所述的病机与临床表现看，"大厥"颇与后世所论的"中风"实证相似。中风的实证，亦称为"闭证"，病人除猝然昏倒、不省人事外，还有牙关紧急、两手握固、二便不通、肢体强直、身热气粗、苔黄、脉弦大等表现。当以辛凉开窍、平肝息风之法治之，至宝丹可用。

汗出偏沮①，使人偏枯。(《素问·生气通天论》)

虚邪偏客②于身半，其入深，内居荣卫，荣卫稍衰，则真气去，邪气独留，发为偏枯。(《灵枢·刺节真邪》)

偏枯，身偏不用而痛，言不变，志不乱，病在分腠之间。(《灵枢·热病》)

【注】

①汗出偏沮（jǔ举）：沮，阻止，终止。指应汗而半身无汗。

②偏客：指虚邪偏于一侧侵犯机体。

【释】应该汗出而半侧身体无汗，久而久之，可以使人发为半身不遂的偏枯病证。

虚邪偏于一侧侵袭人的肢体，逐渐深入，内留于营卫之处，造成营卫气虚，日久则正气损伤，邪气客居不去，则发为半身不遂的偏枯病证。

偏枯表现为半身不遂而知疼痛，言语如常，神志不乱，其病在分肉腠理之间。

【按】以上三条阐述了偏枯病证的症状和病机变化。

偏枯，后世称为半身不遂，为中风后遗症中较轻者，以神志清楚，无语言障碍，但半身不用为其主症。朱丹溪以痰火和血瘀论治，二陈汤、桃红四物汤为其首选方剂。

本节最后一条，"身偏不用而痛"，似指偏枯证中较轻者，尚未丧失痛觉，可以用针刺方法进行治疗，并非偏枯证皆痛，此点读者应予以注意。

痱①之为病也，身无痛者，四肢不收，智乱不甚，其言微知，可治；甚则不能言，不可治也。（《灵枢·热病》）

【注】

①痱：痱，废也。痱又称"风痱"。其主要症状是四肢不能收引，但无疼痛，有意识障碍。

【释】痱病的症状是，身体无疼痛感觉，四肢弛缓不收。如果病人的意识障碍不严重，他说的话微微可以听懂，说明病邪较轻、较浅，可治；如果病情严重者，表现为语言障碍严重而不能言语，则难以治愈。

【按】痱病是中风后遗症中较为严重者，除肢体瘫痪外，尚有神志和语言障碍，轻者可治，重者难愈。

必背 黄帝问曰：五脏使人痿①，何也？岐伯对曰：肺主身之皮毛，心主身之血脉，肝主身之筋膜②，脾主身之肌肉，肾主身之骨髓。故肺热叶焦，则皮毛虚弱急薄③，著④则生痿躄⑤也。心气热则下脉厥而上，上则下脉虚，虚则生脉痿⑥，枢折挈⑦，胫纵而不任地⑧也。肝气热，则胆泄口苦，筋膜干，筋膜干则筋急而挛，发为筋痿⑨。脾气热，则胃干而渴，肌肉不仁，发为肉痿⑩。肾气热，则腰脊不举，骨枯而髓减，发为骨痿⑪。

帝曰：何以得之？岐伯曰：肺者，脏之长也，为心之盖也⑫。有所失亡，所求不得，则发肺鸣⑬，鸣则肺热叶焦。故曰：五脏因肺热叶焦，发为痿躄，此之谓也。悲哀太甚，则胞络绝⑭，胞络绝则阳气内动，发则心下崩，数溲血⑮也。故《本病⑯》曰：大经⑰空虚，发为肌痹，传为脉痿。思想无穷，所愿不得，意淫于外，入房太甚，宗筋弛纵，发为筋痿，及为白淫⑱。故《下经⑲》曰：筋痿者，生于肝，使内⑳也。有渐于湿，以水为事㉑，若有所留，居处相湿，肌肉濡渍，痹而不仁，发为肉痿。故《下经》曰：肉痿者，得之湿地也。有所远行劳倦，逢大热而渴，渴则阳气内伐，内伐则热舍于肾，肾者水脏也，今水不胜火，则骨枯而髓虚，故足不任身，发为骨痿。故《下经》曰：骨痿者，生于大热也。（《素问·痿论》）

【注】

①痿：又称"痿躄"，是肢体萎软不用的一种病证。该证初起多见下肢无力，渐及手足软弱，肌肉麻木不仁，皮肤干枯不泽。其病因多由"肺热叶焦"、热邪灼伤血脉、阳明湿热伤筋或肝肾亏损等引起，使筋脉失去濡养而形成。

②筋膜：是肌肉的肌腱部分。附于骨节者为筋，包于肌腱外者为膜。因肝藏血，而血养筋，故有"肝主筋"之说。又，张介宾云："膜，犹幕也。凡肉里脏腑之间，其成片联络薄筋，皆谓之膜。"

③急薄：指皮肤干枯不泽。

④著：通"着"，留着不去。张志聪云："著者，皮毛燥著而无生转之气。"

⑤痿躄（bì碧）：躄，足软不能迈步走路。王冰云："躄谓挛躄，足不得伸以行也。"指四肢痿废不用的各种痿证。

⑥脉痿：为痿证之一。症见下肢肌肉萎缩无力，胫部软弱不

病因病机
第五章
199

能站立，膝踝关节不能提屈。

⑦枢折挈：枢，枢纽，此处指膝、肘等大关节。折，断折、脱位。挈，提举。指关节不能随意提举运动，如断折、脱位一般。张介宾云："凡四肢关节之处，如枢纽之折，而不能提挈。"

⑧胫纵而不任地：纵，弛缓。任地，脚踏地上。足胫弛缓无力，不能支撑身体。

⑨筋痿：为痿证之一。症见筋急而痉挛，口苦，阴茎弛缓不收。

⑩肉痿：为痿证之一。症见肌肉麻木不仁，痿弱无力。

⑪骨痿：为痿证之一。症见腰背痿软无力，难以直立，下肢痿弱不收，牙齿干枯。

⑫肺者，脏之长也，为心之盖也：张介宾云："肺位最高，故谓之长，覆于心上，故谓之盖。"

⑬肺鸣：指呼吸急促，喘息有声。因肺属金，气不清则鸣，故本条以"肺鸣"来说明肺的病变。

⑭胞络绝：指心包之络脉阻绝不通。杨上善注："胞络者，心上胞络之脉。"张介宾云："胞络者，子宫之络脉也。《评热病论》曰：胞脉者，属心而络于胞中。"

⑮心下崩，数溲血：心血下崩而见多次尿血。王冰注："心下崩，谓心包内崩而下血也。溲，谓溺也。"

⑯本病：古代医书名。

⑰大经：较大的经脉。王冰注："大经，谓大经脉也。"

⑱白淫：指男子滑精，女子带下。王冰注："白淫，谓白物淫衍，如精之状，男子因溲而下，女子阴器中绵绵而下也。"张介宾注："精伤于内，气陷于下，故为白淫，即今之所谓带浊

也。"

⑲下经：古代医书名。

⑳使内：指入房。杨上善注："使内者，亦入房。"王冰云："使内，谓劳役阴力，费竭精力也。"

㉑以水为事：指从事以水为业的工作，或居处低湿之地的人。王冰注："业惟近湿，居处泽下，皆以水为事也。"又，张志聪说："以水为事者，好饮水浆，湿浊之留于中也。"

【释】黄帝问道：五脏都能使人发生痿证，是什么原因？岐伯回答说：肺主一身的皮毛，肝主一身的筋膜，脾主一身的肌肉，肾主一身的骨髓。因此，肺热则肺叶焦枯，皮毛也因之失养，变得虚弱而干枯，燥著严重则生痿躄之证。心气热则下部经脉的气血上逆，下部经脉空虚而发为脉痿，主要表现为关节不能提举活动，如同断折、脱位一般，足胫弛缓而不能支撑身体着地。肝气热则胆汁外泄而出现口苦，热伤精血，则筋膜失养而干枯，出现筋急而拘挛，发为筋痿。脾气热则消耗胃阴而口渴，肌肉失养则麻木不仁，发为肉痿。肾气热则腰脊不能抬举运动，骨枯髓减而发为骨痿。

黄帝问道：因何种原因而得痿病？岐伯说：肺是五脏之长，是心的华盖。若人遭遇有所亡失之事，或有所求而不得之物，则伤肺而发病，肺病则肺气不宣，郁而化热，肺热则肺叶焦枯，所以说五脏因肺热叶焦而发为痿躄，就是指此而言。人悲哀太过，则损伤心包络，包络伤则心气上下不交，亢阳内动，迫血下崩，使人常常尿血。所以《本病》说：大的经脉空虚，发为肌痹，可传变为脉痿。思想无穷尽，愿望得不到，意念淫荡，想入非非，房劳太过，造成宗筋迟缓，而发为筋痿和白淫病。所以《下经》说：筋痿病生于肝，是因房劳太过所致。有感受湿邪，长期在水中作业或久居潮湿之处，肌肉受湿邪浸润，而见痹痛不仁，病发为肉痿，所以《下经》说：肉痿是得之于湿地。若在远行劳倦的时候，又遇到气候大热而口渴，口渴是阳气向内攻伐伤阴的表现，阳气内伐则热邪侵犯于肾。肾五行属水，如今肾精被阳热攻伐，水不胜火，则骨枯髓虚，所以两足不能支撑身体，病发为骨痿，所以《下经》说：骨痿病是由大热所致。

【按】本条用五脏与五体的生理关系，讨论了痿躄、脉痿、筋痿、肉痿、骨痿的病因病机与临床表现。

《内经》认为，五痿虽与五脏有关，但发病的机理，主要应责之于肺，肺热叶焦，不能输精于五脏以滋濡于皮、肉、脉、筋、骨，五脏与五体失养而发为痿躄。若长期感受湿邪，郁久化热，影响气血运行，使筋脉肌肉弛缓不收，亦可发为痿证。此外，因为阳明之脉主润宗筋，宗筋主束骨而利机关，且本病又为宗筋失养不收为患，故在辨证与治疗时，亦应考虑到脾胃。

若肺热伤津所致，开始多有发热，咳嗽咽干，突然出现肢体软弱无力，皮肤发干，心烦口渴，大便干结，小便黄少，舌红，脉细数，宜清热润燥，以清燥救肺汤加减治之；若因湿热浸淫而成，症见肢体痿软无力，下肢不用，或见浮肿，发热，小便黄，苔黄腻，脉濡数，法当清热利湿，用加味二妙散；若脾胃虚弱者，则下肢痿软无力，食少纳呆，便溏，浮肿，面白，舌淡，脉弱，宜补中益气，以补中益气汤加减治之；若肝肾亏虚者，表现为肢体痿软无力，腰膝痿软，兼见眩晕、耳鸣、舌红，脉细数，应滋补肝肾，以虎潜丸加味治之。

○必背 黄帝问曰：痹^①之安生？岐伯对曰：风寒湿三气杂至，合而为痹也。其风气胜者为行痹，寒气胜者为痛痹，湿气胜者为著^②痹也。

帝曰：其有五者，何也？岐伯曰：以冬遇此者为骨痹，以春遇此者为筋痹，以夏遇此者为脉痹，以至阴遇此者为肌痹，以秋遇此者为皮痹。（《素问·痹论》）

【注】

①痹：闭塞不通之意。张介宾注："痹者，闭也。"

②著：同"着"，重着不移之意。

【释】黄帝问道：痹证是如何发生的？岐伯答道：风寒湿三种邪气混杂，并结合在一起而侵袭人体，共同为害，就会发为痹证。其中，风邪偏盛的为行痹，寒邪偏盛的为痛痹，湿邪偏盛的为着痹。

黄帝问：痹证分为五种，为什么？岐伯说：若在冬季感邪而病的为骨痹，在春季感邪而病的为筋痹，在夏季感邪而病的为脉痹，在长夏感邪而病的为肌痹，在秋季感邪而病的为皮痹。

【按】本条讨论了风、寒、湿三痹的名称及骨、筋、脉、肌、皮五体痹的发病季节。"风寒湿三气杂至，合而为痹"是痹证的定义。中医对本病的认识，至今仍以此论为基础，并用以作为辨证论治的依据。

三痹是以病因而命名，其中行痹又称风痹，其症状特点是肢体酸痛，游走不定。因风性善行而数变，故疼痛面波及较大，以腕、肘、膝、踝等大关节为主，治以祛风通络为主。痛痹，又称寒痹，其症状特点是肢体冷痛，痛有定处，遇寒则甚，得热则轻。因寒性凝滞，属阴，故其痛较为固定而喜热，治以散寒止痛为主。著痹，又称湿痹，其症状特点是肌肤麻木，关节重着，肿痛处固定不移。因湿性重浊黏滞，故肢节沉重而难愈，治以祛湿止痛为主。此外，在临床中多见兼证，如风湿、寒湿、湿热等，临证时尤宜详审。

五体痹是以感邪的时令和部位而命名。其中骨痹，是在冬季风寒湿之邪伤骨，表现为骨酸痛而沉重，有麻木感，可用牛膝、狗脊等药治之；筋痹，是在春季风寒湿之邪伤筋，其表现为筋脉拘急，关节疼痛，屈伸不利，可用木瓜、川断等药治之；脉痹，是在夏季风寒湿之邪伤脉，其表现为发热，肌肤有灼热感，肢体疼痛，可用姜黄、红花等药治之；肌痹，又称肉痹，是在长夏时节风寒湿之邪伤及肌肉，其表现为肌肉麻木，酸痛无力，或困倦，可用葛根、白芷等药治之；皮痹，是在秋季风寒湿之邪伤皮，其表现为肢体微麻，但知痛痒，可用黄芪、桂枝等药治之。

帝曰：善。痹或痛，或不痛，或不仁，或寒，或热，或燥，或湿，其故何也？岐伯曰：痛者，寒气多也，有寒故痛也。其不痛不仁者，病久入深，荣卫之行涩，经络时疏①，故不通②；皮肤不营③，故为不仁。其寒者，阳气少，阴气多，与病相益④，故寒也。其热者，阳气多，阴气少，病气胜，阳遭阴，故为痹热⑤。其多汗而濡者，此其逢湿甚也，阳气少，阴气盛，两气相感，故汗出而濡也。

（《素问·痹论》）

【注】

①疏：即空虚的意思。

②不通：《甲乙经》作"不痛"。

③不营：不被气血所营养。

④与病相益：益，增益、补助。指体内的阳气少，阴气多，痹病之邪与阳少阴多相得益加而发为寒痹。

⑤痹热：即热痹，其表现为关节红肿热痛，或伴有恶风发热、口渴等症状。该证多由机体蕴热，复感风寒之邪，郁久化热，邪热结聚肌腠脉络等部位而成。

【释】黄帝说：善。痹病，有的痛，有的不痛，有的肌肤麻木不仁，有的发凉，有的发热，有的皮肤干燥，有的皮肤湿润，这些不同的表现是什么缘故呢？岐伯回答说：疼痛的痹证，是因寒气偏多的缘故，体内有寒邪，可导致气血凝滞不通，所以疼痛。不痛、不仁的痹证，是因发病时间久，邪气深入，气血运行不畅，经络空虚，所以不痛；皮肤失去气血的营养，所以不仁。寒性的痹证，是因阳气不足，阴气偏盛，阴气与病邪相结合，相得益彰，所以局部发凉。热性的痹证，是因阳气偏盛，阴气不足，病邪强胜，阳胜而遇到阴少，阴不胜阳，所以局部发热。有表现为多汗而皮肤湿濡的痹证，这是因为感受湿邪太过的缘故。阳气不足，阴气偏盛，阴气与湿气相结合，所以可见多汗而湿濡。

【按】本条阐述了痹证各种症状的病因和病机。

痹证以痛为主者，是寒邪为患，气血凝滞，脉络不通，不通则痛，治宜祛寒止痛，兼以活血通络。痹证见麻木不仁者，是病邪久留，纠缠不去，气血不足，皮肤失养所致，当以补气益血，调和营卫，兼疏通经脉之法而治之。痹证或见寒或见热者，是由阴阳二气偏盛偏衰所致，当以"寒者热之，热者寒之"之法治之。痹证见多汗者，是"逢湿甚也"的缘故，因其多汗，可损伤阳气，所以治疗时，当以燥湿补阳之法治之。

痹在于骨则重，在于脉则血凝而不流，在于筋则屈不伸，在于肉则不仁，在于皮则寒，故具此五者，则不痛也。凡痹之类，逢寒则虫①，逢热则纵。（《素问·痹论》）

【注】

①虫：《甲乙经》作"急"，即挛急之意。

【释】痹证在骨的则身体沉重，在脉的则血凝涩而不流畅，在筋的则肢体曲屈而不能伸，在肌肉的则麻木不仁，在皮肤的则局部发凉。故有这五种情况的，则不以疼痛为主症。凡是痹证，遇寒则挛急而痛，遇热则弛纵而缓解。

【按】本条阐述了五体痹的主要症状，以及痹证的特征。痹在骨则重，在脉则血凝，在筋则屈不伸，在肉则不仁，乃是邪气侵袭不同部位，影响局部功能的结果。因脉是气血流动的通道，所以邪气侵袭于脉，则影响气血的环流；筋能屈能展，主管机体的运动，若邪气伤筋，筋急不伸，则运动不利。这说明了治疗痹证，除针对病邪的性质，采用祛风、散寒、燥湿等治法之外，还要结合所伤部位，以恢复其局部功能，如血凝兼活血，筋屈则舒筋等，方能收到较好的效果。

至于原文提到的"凡痹之类，逢寒则虫（急），逢热则纵"，属于热胀冷缩之意，此与寒主收引、热主升散的特点是分不开的。关于"逢寒则虫"，张志聪解释为，"如逢吾身之阴寒，则如虫行皮肤之中"，是按字面义解释，可资参考。

五脏皆有合①，病久而不去者，内舍②于其合也。故骨痹不已，复感于邪，内舍于肾。筋痹不已，复感于邪，内舍于肝。脉痹不已，复感于邪，内舍于心。肌痹不已，复感于邪，内舍于脾。皮痹不已，复感于邪，内舍于肺。所谓痹者，各以其时重感于风寒湿之气也。（《素问·痹论》）

【注】

①五脏皆有合：合，即配合之意。五脏各有所合，心之合为脉，肺之合为皮，肝之合为筋，脾之合为肉，肾之合为骨。

②舍：所居之处。此处意为停留、潜藏。

【释】五脏都有与之配合的身形五体，如果病邪在体表停留日久而不被去除，一定要向里传入其所配合的内脏。所以骨痹不愈，再复感邪气，就会向内侵犯于肾；筋痹不愈，再复感邪气，就会向内侵犯于肝；脉痹不愈，再复感邪气，就会向内侵犯于心；肌痹不愈，再复感邪气，就会向内侵犯于脾；皮痹不愈，再复感邪气，就会向内侵犯于肺。所谓痹证，就是各按一定的季节，重复感受风寒湿之邪气而成病的。

病因病机
第五章

【按】本条阐述了五脏痹的病因和病机变化。

五脏痹，是指骨、筋、脉、肌、皮五体痹不愈，复感邪气，传入内脏所出现的病证。因五脏与五体相配合，故邪气内传，必从合入，波及相应的内脏而发病，具体证候，见下条。

凡痹之客五脏者，肺痹者，烦满喘而呕。心痹者，脉不通，烦则心下鼓①，暴上气②而喘，嗌③干善噫④，厥气上则恐。肝痹者，夜卧则惊，多饮数小便，上为引如怀⑤。肾痹者，善胀，尻以代踵⑥，脊以代头⑦。脾痹者，四肢解堕，发咳呕汁，上为大塞⑧。

肠痹者，数饮而出不得⑨，中气喘争⑩，时发飧泄。胞痹者，少腹膀胱按之内痛，若沃以汤⑪，涩于小便，上为清涕。（《素问·痹论》）

【注】

①心下鼓：鼓，鼓动。指心悸。

②暴上气：暴，猛烈；上气，即逆气。气机骤然逆行。

③嗌（yì意）：咽喉。

④噫（ài爱）：即嗳气，其表现是胃中似有气上冲，微有声响。一说，饱食后的逆气，俗称打饱嗝。

⑤上为引如怀：形容腹部胀大，状如怀孕。王冰注："上引少腹如怀妊之状。"

⑥尻（kāo考音平）以代踵：尻，尾骶部。踵，足后跟。指足不行走，以尻代之。

⑦脊以代头：指后脊柱高耸（指驼背），头部低垂，即身佝偻，不能伸直之状。

⑧上为大塞：上，指在上部的胸腔部位，即上焦。大塞，闭塞不痛。上焦气机闭塞不通。

⑨出不得：指小便不通畅。

⑩中气喘争："喘争"一词，历代各家解释颇异。马莳解为"邪气奔喘"，李念莪解为"气化不及州都，反而上逆，故喘争也"。据此，可解为中焦的正气与邪气在肠胃中，沿着肠胃的弯曲

部位而追逐转争。一说，指腹中有气攻冲而致肠鸣。

⑪若沃（wò握）以汤：沃，浇灌。汤，热水。形容小腹像浇灌热水一样灼痛。

【释】痹病侵入五脏之后的症状表现是：肺痹，可见烦闷，喘促和呕吐。心痹，出现血脉不通，烦躁，心悸，逆气上行则喘急，咽喉干燥，嗳气颇作，逆气上犯于心则病人恐惧。肝痹，表现为夜间睡觉不安而惊恐，饮水多而小便频数，腹部胀大如怀孕之状。肾痹，可见经常腹胀，走路时，以尻代踵；直立时，以脊代头。脾痹，症见四肢松懈无力，咳嗽，呕吐痰涎，上焦气机闭塞不通。

肠痹，症见口渴多饮而小便不通利，邪气与正气在肠中攻冲而发肠鸣，时常发生完谷不化的腹泻。膀胱痹，症见以少腹和膀胱部位有压痛，痛的性质好像用热水浇灌一样有灼热感，在下小便涩滞不畅，在上则鼻流清涕。

【按】本条阐述了五脏痹及肠痹、膀胱痹的主要症状。由于五脏痹是五体痹的进一步发展，所以，其临床表现不是孤立的，而常常是双方证候俱见。比如，肌痹不愈，复感于邪，内犯于脾，不仅症见脾痹的四肢倦怠、咳嗽、呕吐清涎，同时还可出现肌肉麻木、酸痛等肌痹的表现。这是因为风寒湿之邪，久留于肌肉之中，湿气困脾，脾虚失运，水湿内停而形成，实际是外湿引动内湿所出现的病机变化，临床较为常见。又如"脉痹不已，复感于邪，内舍于心"，是脉痹累及于心而成的"心痹"，其表现为心悸、烦躁、气喘、善惊，此外还可能兼见脉痹的肌肤热痛、皮肤出现红斑等症状，这与现代医学的风湿性心瓣膜病相似。其他如骨痹不愈而传之于肾的肾痹，也与现代医学的类风湿关节炎相似。

泄凡有五，其名不同。有胃泄，有脾泄，有大肠泄，有小肠泄，有大瘕泄[①]，名曰后重。胃泄者，饮食不化，色黄。脾泄者，腹胀满，泄注，食即呕吐逆。大肠泄者，食已窘迫，大便色白，肠鸣切痛。小肠泄者，溲而便脓血，少腹痛。大瘕泄者，里急后重，数至圊[②]而不能便，茎中痛。（《难经·五十七难》）

【注】

①大瘕泄：指便下脓血、里急后重的痢疾。

②圊（qīng清）：厕所。

【释】泄泻病分为五种，它的名称不同，有胃泄、有脾泄、有大肠泄、有小肠泄、有大瘕泄，又叫"后重"。胃泄的症状是：饮食不化，泄物色黄。脾泄的症状是：腹部胀满，泄物稀薄，直泻如水注，食入则呕吐、呃逆。大肠泄的症状是：饭后腹中急迫，大便色白，肠鸣，腹痛剧烈。小肠泄的症状是：小便多，大便带脓血，少腹疼痛。大瘕泄的症状是：里急后重，屡次如厕却欲便不能便，阴茎疼痛。

【按】本条论述了五种泄泻的名称及其临床表现。《难经》按脏腑辨证，将泄泻分为五种，从其症状来分，可归为三类。胃泄，乃是胃中有积热，所以症见"饮食不化，色黄"，仲景云，"邪热不杀谷，以热得湿，则飧泄也"（《金匮要略》），可用胃苓汤加减治之。脾泄和大肠泄，从泄注、色白、切痛、呕吐、腹胀等症来分析，乃是寒证，可用理中汤加减。小肠泄和大瘕泄，均属痢疾病，当审其寒热虚实而治之。

必背 阳络[1]伤则血外溢，血外溢则衄血；阴络[2]伤则血内溢，血内溢则后血[3]。(《灵枢·百病始生》)

【注】

①阳络：指在上部或浅表的络脉。

②阴络：指在下部或在里的络脉。

③后血：泛指大小便出血。

【释】阳络受伤，可造成血向外溢，而发生各种衄血（鼻衄、肌衄、齿衄等）；阴络受伤，则导致血向内溢，而见大小便下血。

【按】本条论述了机体上部血络或下部血络受伤所造成的各种出血证。血络受伤的出血证，多因血分有热，迫血妄行，致以络破血溢而引起。此外，血分有瘀，气虚则血失统摄等，亦可形成，故治疗时当以详辨其因。若血热者，宜凉血止血；血瘀者，应逐瘀生新；气虚者，可补气摄血。

疟之始发也，先起于毫毛，伸欠[1]乃作，寒栗鼓颔[2]，腰脊俱痛。寒去则内外皆热，头痛如破，渴欲冷饮。(《素问·疟论》)

【注】

①伸欠：伸，伸展；欠，呵欠。伸欠即伸腰、打呵欠。

②鼓颔：颔，腮部颐颊。因寒栗而引起的鼓腮颤抖。

【释】疟疾病开始发作时，毫毛先竖起，伸懒腰、打呵欠，继则恶寒战栗，鼓颔发抖，腰脊部疼痛。寒象过去则身体内外全部发热，头痛欲裂，口渴，喜喝冷饮。

【按】本条叙述了疟疾的病机与证候。《内经》称疟疾为"痎疟",如本条上段云,"夫痎疟皆生于风,其蓄作有时者",指出了外感风邪是导致该病的主要因素。又如《素问·生气通天论》说,"夏伤于暑,秋为痎疟",说明该病多发生于夏秋季节,因夏天多汗而伤暑,时至秋季复感风寒,邪气内搏而成。不仅如此,后世医家还认为本病是感受瘴湿毒气,以及有所谓"无痰不成疟"或"无虚不成疟"之说。就其症状表现来看,疟疾是以寒战、壮热、出汗、定期发作为其特征。临床当辨其发疟的病因和性质,分别用和解、清热、温散、除瘴等法治之。

黄帝曰:夫子言痈疽①,何以别之? 岐伯曰:营卫稽留于经脉之中,则血泣而不行,不行则卫气从之而不通,壅遏②而不得行,故热。大热不止,热盛则肉腐,肉腐则为脓。然不能陷,骨髓不为焦枯,五脏不为伤,故命曰痈。

黄帝曰:何谓疽? 岐伯曰:热气淳盛③,下陷肌肤,筋髓枯,内连五脏,血气竭,当其痈下④,筋骨良肉皆无余,故命曰疽。疽者,上之皮夭以坚,上如牛领之皮。痈者,其皮上薄以泽。此其候也。(《灵枢·痈疽》)

【注】

①痈疽:外科临床常见的两种病证,临床表现见按语。

②壅遏:即阻塞之意。

③热气淳(chún纯)盛:淳,厚的意思。指郁热亢盛。

④当其痈下:指患处深层肌肉腐烂。

【释】黄帝问:先生所论的痈和疽,如何辨别二者呢? 岐

中医入门捷钥
内难经选释

伯说：营卫留滞在经脉之中，则营血凝涩不行，卫气也随之运行不畅而阻遏不通，因此郁而发热。大热不止，导致热胜肉腐而成脓。然而毒热不能内陷，骨髓不会因毒热而焦枯，五脏也不能被其所伤，这就叫痈。

黄帝问：什么叫疽？岐伯说：热邪过盛，下陷于肌肤，筋髓因热而焦枯，向内影响于五脏，造成血气衰败，患处深陷，筋骨肌肉全部腐烂无余，这就叫疽。疽证，患处皮肤晦暗而坚硬，如同牛颈部的皮一样。痈证，患处皮肤薄而有光泽。这就是两者的不同证候表现。

【按】本条阐述了痈疽的区别及其临床表现。痈是气血被毒邪壅塞不通而形成的疾病，多由外感六淫及过食膏粱厚味，内郁湿热火毒，或感受毒气所引起。其表现为皮肤红肿高起，焮热疼痛，未成脓前无疮头而易消散，已成脓者易溃破，疮口易敛。发于外者，称"外痈"，起于内者，称"内痈"，其治疗原则应以祛毒、通经为主。疽，多因感受外邪，邪气郁于肌肉筋骨之间，气血凝滞而成，亦有因情志内伤，气血失调，或恣食肥腻，痰凝湿滞等所致。其临床表现是漫肿平塌，皮色不变或晦暗，不热少痛，未成脓难消，已成脓难溃，若发于胁肋的，称胁疽；发于四肢的，多在长骨之间，称附骨疽、骨疽等，临证当视其病性，辨证施治。

必背 汗出见湿，乃生痤痱①。高粱②之变，足生大丁③，受如持虚④。劳汗当风，寒薄为皶⑤，郁乃痤⑥。（《素问·生气通天论》）

【注】

①痤痱（fèi沸）：痱，通"疿"。小疖为痤，汗疹称痱（俗称热痱子）。

②高粱：同"膏粱"。肥腻脂类食物叫膏，精细的粮食叫粱。

③足生大丁：足，能够。丁，同"疔"。指过食肥甘厚味，能够导致严重的疔疮病变。

④受如持续：形容得病之易，犹如拿着空虚的器皿以受物一样容易。

⑤寒薄为皶（zhā渣）：皶，粉刺。此言寒气内迫于皮肤则生粉刺。

⑥郁乃痤：指邪气郁结日久，则生痤疮。

【释】 若出汗之后感受湿邪，则易生痤疮和汗疹。过食肥甘厚味之品，能够引发严重的疔疮病变，这就像拿着空的器皿盛东西那样的容易。如果形劳汗出，坐卧当风之处，则寒邪内迫，易生粉刺，郁久化热，则发为痤疮。

【按】 本条讨论了疖肿、汗疹、疔疮、粉刺等证的发病原因。关于原文中的"高粱之变，足生大丁"一句，指出久食肥甘厚味之品，以使脏腑蕴热，火毒结聚，是发生疔疮的条件之一，也就是说，火毒从内而发，复感其他毒邪乃成。这里强调了"高粱之变"的"变"字，说明过量摄入脂膏类的肉食和甜腻类的美味，是引发疔疮而导致严重疮疡病变的主要原因。

肠覃①何如？岐伯曰：寒气客于肠外，与卫气相抟，气不得荣，因有所系，癖②而内著，恶气乃起，瘜肉③乃生。

其始生也，大如鸡卵，稍以益大，至其成如怀子之状，久者离岁④，按之则坚，推之则移，月事以时下。此其候也。（《灵枢·水胀》）

【注】

①肠覃（xùn训）：覃，通"蕈"，菌类。指肠上生肿物如蕈状。

②癖（pǐ痞）：积聚。

③瘜肉：即息肉，系恶气所生，故又称"恶肉"。

④离岁：超过一年。

【释】肠覃病的原因和证候怎样？岐伯说：寒气侵袭于肠外，与体内的卫气相搏结，使卫气不得营运温养，因此邪气积聚于肠外并进而内着于肠，恶气乃生，发为息肉。刚开始时，大如鸡卵，一点点越长越大，以致大得如妇人妊娠一样，病程久的，都超过一年。按压肿物比较坚硬，推挤它能移动，女子月经按时来潮。这就是肠覃的证候。

【按】本条论述了肠覃病的发生原因及其临床表现。

中医认为，肠覃病主要由于感受寒邪，造成气滞血凝，邪气癖积于肠内，恶化肠管而形成。故当以温经化瘀之法治之。从《内经》描述的症状看，肠覃与现代医学的卵巢囊肿类疾病颇为相似。

病因病机
第五章

石瘕①何如？岐伯曰：石瘕生于胞中，寒气客于子门，子门闭塞，气不得通，恶血当泻不泻，衃②以留止，日以益大，状如怀子，月事不以时下。皆生于女子，可导而下。（《灵枢·水胀》）

【注】

①石瘕：指生于子官内的肿物。

②呸（pēi胚）：凝滞的败血。

【释】石瘕的病机和证治怎样？岐伯回答说：石瘕生于女子的子宫当中，由于寒邪侵犯于子宫口，使宫口闭塞，气不得通，宫内的恶血应当及时泻出而未得泻，则败血凝滞而停留，瘀结成积而日渐长大，形如怀孕的样子，月经不能按时来潮。这种病都生于妇女，可用逐瘀通利的导下之法进行治疗。

【按】本条叙述了石瘕病的发生原因及其证候。

《内经》认为，石瘕是寒邪客于子宫，造成气血凝滞而形成的一种疾病。石瘕的症状与肠覃相似，惟其部位不同。肠覃生于肠外，对月经无明显影响；石瘕生于胞中，可影响月经的来潮。石瘕类似现代医学的子宫内肿瘤，仍须采用活血化瘀法治之。

诊 第
法 六
 章

诊法，就是诊查疾病的方法。中医学的诊法，包括问、望、闻、切四个方面。医生通过上述四者的综合运用，不仅可了解疾病发生、发展及治疗经过，更重要的是通过病变的外在反映，能测知疾病的寒、热、虚、实以及疾病所在，为诊断和治疗疾病提供可靠的依据。

《内经》和《难经》中的诊法内容，极为丰富。不但在方法上充分运用了"四诊"，强调四诊合参，同时从整体观念出发，注意内在的发病关系和外在环境对人体的影响，把"诊"和"辨"结合起来，进行分析、判断疾病的性质和预后。这些都是值得我们很好学习和进一步研究的重要内容。现就其主要原文，按问、望、闻、切的顺序，选释如下：

必背 善诊者，察色按脉，先别阴阳。审清浊①，而知部分②；视喘息，听音声，而知所苦；观权衡规矩③，而知病所主；按尺寸④，观浮沉滑涩，而知病所生。以治无过，以诊则不失矣。(《素问·阴阳应象大论》)

【注】

①清浊：指面部的颜色。清者明淡，浊者略重。

②部分：指脏腑在颜面表现的部位，如左颊肝，右颊肺等。

③权衡规矩：权，秤锤，沉重应冬时北方，脉为石；衡，秤杆，可升可降，应秋时西方，脉为毛；规，圆形，应春时东方，脉为弦；矩，方形，应夏季南方，脉为钩（详见《素问·脉要精微论》）。象征四时的脉象。

④尺寸：尺，指尺肤；寸，指寸口。

219

【释】精通诊查疾病方法的医生，察视患者的颜色和切其脉搏时，首先要辨别其阴阳。审察颜面色泽的明暗变化，可以知道病变的部位；观察患者呼吸的缓急，听声音的粗细，可以知道痛苦的程度；诊察四时脉象的不同，可以知道疾病所属的脏腑；按尺肤的凉热滑涩，切寸口的浮沉迟数，可以知道疾病产生的原因。根据这些资料，对疾病进行诊断治疗，就不会误诊、误治。

【按】本段原文扼要阐明了望、闻、问、切四诊的主要内容和实用价值。

本条是《内经》论述诊法的提纲。在此基础上，《医宗金鉴》概括出"望以目察，闻以耳占，问以言审，切以指参"的诊法歌诀。

"察色按脉，先别阴阳"，其中也包含问病、闻音二诊的内容，只有四诊合参，以阴阳为纲，方能辨别疾病寒热的不同性质。所以，诊法是辨证的手段，而辨证是诊法的具体运用，二者不可分割。只有将"诊""辨"统一起来，方能达到"以治无过，以诊则不失矣"。

必审问其所始病，与今之所方病，而后各切循其脉，视其经络浮沉①，以上下逆从循之②，其脉疾者不病，其脉迟者病，脉不往来者死，皮肤著者死③。(《素问·三部九候论》)

【注】

①经络浮沉：经脉不易见，故为沉；络脉可见，故为浮。如《灵枢·经脉》云："经脉十二者，伏行分肉之间，深而不见……诸脉之浮而常见者，皆络脉也。"

②以上下逆从循之：指寻找、按循经脉络脉部位的方法。或从上，或从下，或顺着脉流的方向，或逆者脉流的方向按循。

③皮肤著者死：此指久病肉脱，皮肤干枯着骨，则不治而死。

【释】诊治疾病，首先必须审察询问病人开始生病的情况和现在发病的症状，而后再切其脉搏，沿着经脉、络脉的循行方向，或上，或下，或顺，或逆，察看它的浮沉变化。如果脉来流利的，不病；脉来迟涩的，有病；脉不往来的，是死候；皮肤干枯而着于筋骨的，也是死候。

【按】问诊在四诊中占有首要的地位。从本条所论，不难看出《内经》是从问诊、查体和切脉的比较中，强调了问诊的作用，也就是说，在临床上，医生只有在问诊的基础上才能进行查体和切脉，综合各种症状，以进行正确诊断。

　　诊病不问其始，忧患饮食之失节，起居之过度，或伤于毒，不先言此，卒持寸口①，何病能中，妄言作名②，为粗所穷③，此治之四失④也。(《素问·征四失论》)

【注】

①卒持寸口：指贸然诊脉。

②妄言作名：妄言，指信口胡言；作名，为杜撰病名。

③为粗所穷：为粗枝大叶所造成的恶果。

④治之四失：失，过失。此指治疗疾病当中的第四种过失。

【释】诊查疾病，不问其病的起始时间，情志的所伤，饮食的失节，起居的过度，或中毒，不先问明这些，就贸然地去诊查病人的脉搏，这怎能诊断出什么病呢？诊断不清，就只好信口胡言，杜撰病名，这种为粗枝大叶所造成的恶果，是治疗中的第四个过失。

【按】本条除强调问诊的重要性外，还批判了那种"卒持寸口"的恶劣诊病做法。从中使我们认识到，古人是非常重视审察病因的。病因不明，治之无方，所以用药也决不能击中病所。至于那种只凭"脉调"的错误做法，更是贻误病情，甚至可造成大害，不可不慎。

凡欲诊病者，必问饮食居处。暴乐暴苦，始乐后苦[①]，皆伤精气，精气竭绝，形体毁沮。暴怒伤阴，暴喜伤阳，厥气上行，满脉去形[②]。（《素问·疏五过论》）

【注】

①始乐后苦：指开始乐，后痛苦。

②满脉去形：去，离开。此指厥逆之气上行，充满经脉，而将神气挤出形体。

【释】凡是要诊察疾病的医生，必须要先问他的饮食居住等情况，精神上有没有过分的喜乐和痛苦，或者先乐后苦，这些都能伤害精气，使精气衰竭，形体败坏。过分恼怒可以损伤阴气，过度喜乐又可以损伤阳气，阴阳都伤，则使厥气逆而上行，充满经脉，神气于是离开形体。

【按】本文从问饮食、居处和情志变化等方面，阐述了某些疾病生成的机理。

饮食不节，居处寒热失宜，暴乐暴苦，皆可损伤人的精气。精气受损，正气必虚，病邪便可乘虚而入，为患作乱，这就是疾病生成的主要原因之一。只有询问清楚这些致病因素，方能采取相应的措施予以治疗。

必背 得神[①]者昌，失神者亡。（《素问·移精变气论》）

【注】

①神：指人的神志活动与机体的生旺动态。下同。

【释】病人有神气的，预后良好。无神气的，则预后不良。

【按】神，是以机体营养物质为基础，故有"精全则神旺"之说。如果人的神志清晰，精力充沛，机体强健、敏捷，气色润泽，则为"有神"，即或有病，因精血尚未大伤，所以预后良好。相反，病人精神萎靡不振，机体动作迟缓，气色晦暗，则为"失神"，这是精血不足的表现。所以《素问·八正神明论》说："血气者，人之神，不可不谨养。"

五色各见其部，察其浮沉①，以知浅深；察其泽夭，以观成败；察其散抟②，以知远近；视色上下③，以知病处。（《灵枢·五色》）

【注】

①浮沉：指颜面色泽的浅深而言。色浮者，见于皮肤表面，色淡；色沉者，见于皮肤内里，色浓。

②散抟：散，敷散，色质浅淡；抟，抟聚，色质深浓。

③上下：指面部的上下而言。因颜面部位与五脏相配，故上下不同部位的色泽变化，与相应脏腑有着密切的关系。

【释】五色都能在相应的部位表现出来。观察它的浮沉，可以知道病位浅深；观察它的润泽或枯槁，可以判断疾病的吉凶；观察它的敷散或抟聚，可以知道疾病的远近；视颜色部位的上下，可以知道疾病的病源。

【按】本节阐述了望诊的方法，以及通过望颜面的色泽变

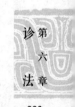

化来判断疾病的所在和预后。

一般来说，面色浅淡的病轻，深浊的病重；色泽有光的易治，色暗枯晦（夭）的难愈；颜色铺散开，分布较匀，表明新病；抟聚在一起，则为久病。

关于"视色上下"，有两种解释：一指部位而言，如心位于上（额头），肾位于下（下颏）；另指上行或下行，上行的病重，下行的病愈。

其肥而泽^①者，血气有余；肥而不泽者，气有余，血不足；瘦而无泽者，气血俱不足。（《灵枢·阴阳二十五人》）

【注】

①泽：润泽、明亮。

【释】人的肌肉肥胖而皮色润泽的，是血气有余之象；若肥胖而不泽的，是气有余，血不足之象；若肌肉消瘦而晦暗的，是气血都不足之象。

【按】本条从形体肥瘦和色泽变化，阐述了人的气血盛衰情况。气充于皮肤，精血能濡润皮毛，因此，气血旺盛，肌肤皮毛得其充养，则肌肉丰满，皮肤润泽。相反，气血不足，肌肤失养，则见形体消瘦和皮肤晦暗无泽。

值得说明的是，若形体过于肥胖，则是一种病态，即常说的"虚浮"之象，此多因脾虚生湿所致。湿久生痰，故后世有"胖人多湿多痰"之说。痰湿内蕴，又可化热，所以《素问·奇病论》说，"肥者令人内热"。这说明了临床观察病人形体色泽变化对判断气血盛衰与疾病性质有一定意义。

手屈而不伸者，其病在筋，伸而不屈者，其病在骨，在骨守①骨、在筋守筋。（《灵枢·终始》）

【注】

①守：守护、不离开，即病在骨者，治疗时不要离开骨而去治其他。

【释】病人手指弯曲而不能伸直，则为筋脉挛急病证，若手指只能伸直而不能弯曲，则属于骨头有病。病在骨需治骨，病在筋则治筋。

【按】本条阐述了从手的屈伸情况来判断疾病部位的诊法。屈而不伸，病在筋；伸而不屈，病在骨，这是邪气侵袭筋骨，影响筋骨功能所出现的疾病状态。筋，能屈能展而主管运动。若邪气伤筋，致以筋脉挛急，多见屈而不伸、风湿之类的疾病。如果骨骼的关节发生病变，如骨质增生、变形等，则可影响关节屈曲，运动不利。显然，伤筋与伤骨二者在治疗上有所不同。

病欲得寒，而欲见人者，病在腑也；病欲得温，而不欲见人者，病在脏也。何以言之？腑者，阳也，阳病欲得寒，又欲见人；脏者，阴也，阴病欲得温，又欲闭户独处①，恶闻人声。故以别知脏腑之病也。（《难经·五十一难》）

【注】

①户独处：指关起门来，独自居住。

【释】病人喜寒凉，而又愿意见人的，病变在六腑；病人喜温热，而又不愿意见人的，病变在五脏。为何这样讲呢？因为六腑属阳，所以阳病喜欢寒凉，而又愿意见人；由于五脏属阴，所以阴病喜欢温热，而又愿意闭户独处，厌恶声音。以此来辨别病在脏，还是在腑。

【按】本条阐述了通过望病人形体姿态以辨别疾病在腑、在脏的诊查方法。

病在腑而属于实热者，由于热为阳，阳主动，故病人喜冷饮而愿意近寒，并且表现为躁动不安，治宜清热为主；病在脏而属于虚寒者，因寒为阴，阴主静，所以病人喜热饮而愿意近温，并表现为静不欲言，治宜温经益气。

这里应该说明的是，腑病不都属热，脏病不尽是寒，可以说，脏腑病寒热虚实证皆有，故临证应综合四诊，加以详辨。

🌥必背 夫五脏①者，身之强也。头者精明②之府，头倾视深，精神将夺矣。背者胸中③之府，背曲肩随④，府将坏矣。腰者肾之府⑤，转摇不能，肾将惫⑥矣。膝者筋之府⑦，屈伸不能，行将偻附⑧，筋将惫矣。骨者髓之府，不能久立，行则振掉⑨，骨将惫矣。得强⑩则生，失强则死。（《素问·脉要精微论》）

【注】

①五脏：历来有两种解释。一指五脏，如张介宾说："言形气之不守，而内应乎五脏"；另一种指五府，如吴昆说："下文所言五府者，乃人身持之以强健"。这里依张氏之说。

②精明：一指头为藏精气而出神明之所，张介宾注："五脏六腑之精气，皆上升于头，以成一窍之用，故头为精明之府。"二指目而言，《素问·脉要精微论》云："夫精明者，所以视万物，

别白黑，审短长。"

③胸中：指心肺而言。张志聪注："心肺居于胸中，而俞在肩背，故背为胸之府。"

④肩随：随，下垂之象。肩因背的弯曲而随之下垂。

⑤腰者肾之府：因肾在腰内，且肾之精气又可滋养于腰，故而言之。

⑥惫：疲乏。

⑦膝者筋之府：张景岳云："筋虽主于肝，而维络关节以立此身者，惟膝腘之筋为最。"又张志聪云："筋会阳陵泉，膝乃筋之会府也。"

⑧偻附：偻，曲背。附，《黄帝内经素问注证发微》作"俯"。背曲不能直立行走而需依附他物。

⑨振掉：振，动也；掉，摇也。指行走时震颤摇摆。

⑩强：王冰云："强谓中气强固以镇守也。"

【释】五脏是身体强壮的根本。头是汇集精明和眼目的地方，如果头部倾斜，目陷无光，是精神将要丧失的表现。背部是胸中心肺所居之地，如果脊背弯曲，双肩下垂，是心肺将要败坏的表现。腰是肾所居之处，如果腰部转侧不灵，不能摇动，是肾将衰败的表现。膝是筋会聚的地方，膝关节屈伸不能，行走时弯腰俯首需依附他物，是筋疲乏的表现。骨是藏髓之所，不能久立，行路时震颤摇摆，是骨疲乏的表现。五脏之气强固的患者，可以治愈，若丧失了五脏中气的强固，乃是死亡的证候。

【按】本节叙述了望患者的形态以判断疾病的部位和预后的方法。

头、背、腰、膝、骨五者，是病人形态变化的关键部位，称之为身形五府。这些重要的组织和部位，与体内的精气、内脏有着密切的关系。因此，精气不足或内脏的功能失调时，必然要反映到体表上来，在相应的部位上发生异常的表现。这对判断病邪的所在与疾病的性质，有着重要的意义。朱丹溪指出，"欲知其内者，当以观乎外。诊与外者，斯以知其内"，也进一步说明了望体诊病的实用价值。

必背 夫精明五色者，气之华也，赤欲如白裹朱①，不欲如赭②；白欲如鹅羽，不欲如盐；青欲如苍璧③之泽，不欲如蓝；黄欲如罗裹雄黄，不欲如黄土；黑欲如重漆色，不欲如地苍。五色精微象见矣④，其寿不久也。夫精明者，所以视万物，别白黑，审短长。以长为短，以白为黑，如是则精衰矣。(《素问·脉要精微论》)

【注】

①白裹朱：孙诒让云："白与帛通，白色之帛也。"张景岳云："隐然红润而不露也。"

②赭（zhě者）：赭石的颜色，色赤而紫暗。

③苍璧：苍，青色；璧，玉石制成的佩物，其色一般为青碧。

④五色精微象见矣：五色，指文中说的赭、盐、蓝、黄、土、地苍五种颜色；见，同现。若此五色外现于眼目或颜面，则为病势严重的表现。

【释】人的目光神采和面部的五色，是脏气精华的表现。若是赤色的话，要像白帛裹朱砂那样红润，不应像赭石的颜色，紫赤而晦暗；若是白色的话，要像鹅毛那样明亮，不应像盐的颜色，白而无泽；若是青色的话，要像苍璧那样碧翠，不应像蓝靛的颜色，青而沉晦；若是黄色的话，要像罗裹雄黄那样光泽，不应像黄土的颜色，沉滞无神；若是黑色的话，要像重漆那样光彩，不应像土地的颜色，枯槁如尘。如果上述不正常的五色显现出来，是脏腑精微之气外越的表现，这个人的寿命也就很短了。人的眼目，是用来观看万物，分辨黑白，审查长短的，假如看东西，以长为短，以白为黑，这个症状的出现，是精气衰竭的表现。

【按】本条叙述的是对眼目和颜面五色的望诊。

五脏六腑的精气皆上注于目，而外荣于面，所以目光有神采，面色光华润泽，乃是五脏之气充实的征象。相反，目光暗淡无神，面色晦暗，是五脏精气耗伤的表现。

五脏六腑固尽有部①，视其五色，黄赤为热，白为寒，青黑为痛，此所谓视而可见者也。（《素问·举痛论》）

【注】

①固尽有部：固，固定，或一定；尽，作全解；部，部位。指五脏在颜面上的表现都有固定的部位。

【释】五脏六腑在颜面上都有一定的表现部位，察看面部的五色变化，可以判断疾病的性质。如黄色或红色属热证，白色属寒证，青色或黑色为疼痛。这就是所说的望而知之的诊法。

【按】本节以面部五色来判断疾病的性质。人体内若有积热，热可使气血流动速度加快，显露于体表，故多见赤色；若

诊第
六
法章

热而夹湿，湿热熏蒸，则多见黄色（如黄疸）；若寒邪为患，寒主收引，使血凝涩于内，难于外达体表，故多见白色；若内有瘀血，血聚而不散，所以色见青黑，并表现为疼痛。

肝热病者左颊^①先赤，心热病者颜^②先赤，脾热病者鼻先赤，肺热病者右颊^①先赤，肾热病者颐^③先赤。（《素问·刺热》）

【注】

①颊：在耳的前下方，当颧骨外侧部位。

②颜：两眉之上至前发际部分，俗称"额头"。

③颐（yí移）：位于颏部（俗称下巴）的外上方。

【释】肝热病的患者，左侧面颊先见赤色；心热病的患者，前额先赤；脾热病的患者，鼻先赤；肺热病的患者，右颊先见赤色；肾热病的患者，颐先赤。

【按】本节叙述了五脏热病在面部的分布及表现。

观察颜面各部位的变化，用以检查五脏病变，是古代医者从实践中总结出来的宝贵经验。其道理尽管目前尚无充分理由加以说明，但是它的实用价值是肯定的，值得进一步发掘整理。至于五脏在颜面上的分区，除本条所指外，在《灵枢·五色》篇中也有记载，具体分布是：眉间（印堂穴处）属肺，鼻梁属心，鼻准头属脾，心脾中间为肝，肝左属胆等，与此有所差异，可资参考。

凡相^①五色之奇脉，面黄目青，面黄目赤，面黄目白，面黄目黑者，皆不死也。面青目赤，面赤目白，面青目

黑，面黑目白，面赤目青，皆死也。(《素问·五脏生成》)

【注】

①相：即视的意思。

【释】凡是望五色，若面黄而目青，或面黄而目赤，或面黄而目白，或面黄而目黑，都不是死证。若面青耳目赤，或面赤而目白，或面青而目黑，或面黑而目白，或面赤而目青，都是死证。

【按】本条论述了望面、目五色，以黄为主的诊查方法。

黄为土色，内应脾胃。颜面保持正常的黄色，乃是脾胃之气未亡的表现，所以虽病不死。若是面部没有一丝黄色，而见青赤黑等，是脾胃之气亡竭消散的征象，预后多为不良。这里虽论的是黄色，其实是强调了脾胃在人体生理病理中的作用。脾胃为后天之本，谷化精微，是人体各种营养的来源，所以脾胃旺盛，则身强体壮，诸脏和调。若脾胃一衰，则百病丛生。因诸脏失养，抗病能力低下，故原有的疾病也难于治愈，如中医常说的"有胃气则生，无胃气则死"亦即此意。

水始起也，目窠上①微肿，如新卧起之状，其颈脉动，时咳，阴股间寒，足胫肿，腹乃大，其水已成矣。以手按其腹，随手而起，如裹水之状，此其候也。(《灵枢·水胀》)

【注】

①目窠（kē科）上：窠，目之下。指目下的部位。

【释】水肿开始发病时，首先在目窠的部位上微肿，如刚睡醒起床的样子，病人的颈部人迎脉跳动有力，不时咳嗽，大腿内侧寒凉，足胫部浮肿，乃至腹部胀大，这是水肿病已成的表现。检查的方法，是用手按压腹部，然后撒手，其胀随手而起，好像腹里裹满水液一样，这就是水肿病的证候。

【按】此条描述了水肿病发病的症状和检查方法。表现古代医者临床观察疾病之细致和检查方法之严谨，是值得我们学习的。关于原文提到的"水始起也，目窠上微肿，如新卧起之状"等临床表现，颇与现代医学肾脏性水肿相似。临床上还应结合其他诊法，对该病进行正确诊断。

太阳之脉，其终①也戴眼②反折③瘛疭④，其色白，绝汗乃出，出则死矣。少阳终者，耳聋百节皆纵，目睘绝系⑤，绝系一日半死，其死也色先青白，乃死矣。阳明终者，口目动作，善惊妄言，色黄，其上下经盛，不仁，则终矣。少阴终者，面黑齿长而垢，腹胀闭，上下不通而终矣。太阴终者，腹胀闭不得息，善噫善呕，呕则逆，逆则面赤，不逆则上下不通，不通则面黑皮毛焦而终矣。厥阴终者，中热嗌干，善溺心烦，甚则舌卷卵上缩而终矣。此十二经之所败也。（《素问·诊要经终论》）

【注】

①终：指脉气竭尽而言。

②戴眼：王冰云："眼不转而仰视也。"

③反折：腰脊向后反张。

④瘛疭：瘛者筋急，疭者筋缓。或伸或缩，动颤不止名瘛疭。

⑤绝系：系，目系。目系与脑相通，目系的精气断绝，故目

直视而不能动。

【释】太阳的经脉气尽时，病人可见戴眼，背反折，瘛疭，面色发白等症状。若见暴汗不止，乃是绝汗，绝汗一出，病人就要死了。少阳的经脉气尽时，病人可见耳聋，周身关节松弛，双目直视不动，目与脑的联系断绝。目与脑的联系断绝后，一日半即死，死前面色先发青发白，这就是死亡的征兆。阳明的经脉气尽时，病人可见口目抽动，容易惊恐，胡言妄语，颜面发黄，在上的手阳明大肠经和在下的足阳明胃经循行之处，皆躁动不安，进而皮肤麻木不知疼痛，这是阳明气竭的表现。少阴的经脉气尽时，面色黑暗，牙根松动而变长，并且布满齿垢，腹部胀满，二便闭塞，最后因上下不通而死。太阴的经脉气尽时，腹部胀闭，不得呼吸，经常噫气，经常呕吐，呕吐则气逆，气逆则面赤，若不气逆时，便出现上下不通的病证，上下不通则面黑，皮毛憔悴，最后导致气竭而死。厥阴的经脉气尽时，胸中发热，咽喉干燥，小便颇多，心中发烦，严重时舌卷难伸，睾丸上缩，从而气尽而亡。这就是十二经脉之气衰败的表现。

【按】本节阐述了十二经脉气尽的临床表现。这是诊断疾病预后的方法，可作为临床中对危重病人测知吉凶时的参考。

太阳脉终"戴眼"，少阳脉终"耳聋"，阳明脉终"口目动作"，少阴脉终"齿长而垢"等，皆是经脉相系、所过和内脏所主的缘故。由于足太阳膀胱经脉起于目，足少阳胆经气系于耳，足阳明经环口络目，足少阴肾经主骨，所以各条经脉气尽时，必然要在与其相关的部位上反映出来，从而产生不同的病证变化。

凡此十五络^①者，实则必见，虚则必下，视之不见，求之上下。人经不同，络脉异所别也^②。(《灵枢·经脉》)

【注】

①十五络：络，指络脉，乃经脉的别支。十四经（十二正经加任、督二脉）各有一条络脉，加上脾之大络，共为十五络。

②络脉异所别也：异，差异，不同；所别，所别处的部位。

【释】凡此十五络脉，若是邪气盛的实证，其脉必然是壅盛可见的，若是精气夺的虚证，其脉必然是陷下不见的。如果看不见络脉了，就要在其上下附近的穴位处，仔细观察、寻找。因为人的经脉不同，所以络脉也因之而不同，其不同处就在于它所别出的部位。

【按】本条阐述了通过望络脉以判断疾病虚实的方法。

本篇又说："经脉者，常不可见也，其虚实也，以气口知之。脉之见者，皆络脉也。"因为经络内属脏腑，外联体表，所以脏腑的病变，可由经络反映出来。切脉而取寸口，就是通过经脉来测知脏腑的内在病变；同样，通过显而可见的络脉的变化，也可以诊得脏腑气血的虚实。因此，观察络脉的变化，也是望诊中不可缺少的内容。

望络脉主要查看其壅盛或陷下的程度及颜色的深浅，以判断疾病的虚实。如儿科辨风气命三关的方法（观察小儿食指内侧缘的浅显浮络），就是其中较为常用的一种。

必背 中盛脏满^①，气胜^②伤恐^③者，声如从室中言，是中气之湿也。言而微，终日乃复言者，此夺气也。衣

被不敛，言语善恶，不避亲疏者，此神明之乱也。(《素问·脉要精微论》)

【注】

①中盛脏满：王冰云："中，谓腹中，盛，谓气盛，脏，谓肺脏。"

②气胜：形容呼吸急促的喘息证。

③伤恐：即伤于恐，张景岳云："伤恐者，肾受伤也。"

【释】病人腹中气盛，胸中满闷，喘息急促，惊恐所伤，语声重浊，如同在室中说话一样混浊不清，这都是由于体内湿盛的缘故。语音低微，语不接续，好半天才能说出一句话，这是正气劫夺的表现。衣装不整，言语错乱而不分远近亲疏，这是心失所养而神明错乱的表现。

【按】本节叙述了望、闻、问三种诊查方法的临床运用。

"中盛脏满""伤恐"，是通过询问患者方能了解到的，所以属于问诊；"气胜""言而微""衣被不敛"等，以医者的视觉、听觉而得，故属望诊和闻诊合参的内容。

◎必背 诊法常以平旦，阴气未动，阳气未散①，饮食未进，经脉未盛，络脉调匀，气血未乱，故乃可诊有过之脉②。

切脉动静，而视精明，察五色，观五脏有余不足，六腑强弱，形之盛衰，以此参伍③，决死生之分。(《素问·脉要精微论》)

【注】

①阳气未散：散，散布。阳气未散即阳气尚未散布全身之

意。

②有过之脉：过，超过正常。有过之脉即有病之脉。

③参伍：即相参互证的意思。张景岳云："彼此反观，异同互证，而必欲搜其隐微之谓。"

【释】通常诊脉的时间是在早晨，这时人体正处于安静的状态，阴阳之气相对平衡，饮食未进，经络中的气血调和均匀，所以，此时能够诊出有病的脉象。

在切脉时，要细心体会脉搏跳动的快慢，还要观察患者的目光神采、面部五色等，以此来判断五脏六腑的虚实强弱和形体的盛衰。综合上述诸项症状体征相参互证，判定病人的死生顺逆。

【按】本节阐述了切脉时必须注意的两项基本原则。首先，指出了切诊的时间最好在平旦，因为这时人体尚未活动，受到外界的刺激和干扰较少。这样诊得的结果，方能比较准确。现代门诊治疗，难以做到此点，但其基本精神也必须遵循，即病人来诊后，要休息片刻，使其气血平静下来，然后再切脉，才是正确的诊察方法。其次，要四诊合参，不单凭脉象，所以本节要求医生应该做到"切脉动静，而视精明"，强调了切诊、望诊等诊法，都具有同等的重要性，不可偏废。

🔵必背 人一呼脉再动，一吸脉亦再动，呼吸定息①脉五动，闰以太息②，命曰平人。平人者，不病也。常以不病调病人，医不病，故为病人平息以调之为法。人一呼脉一动，一吸脉一动，曰少气。人一呼脉三动，一吸脉三动而躁，尺热③曰病温，尺不热脉滑曰病风，脉涩曰痹。人一

呼脉四动以上曰死，脉绝不至曰死，乍疏乍数曰死。(《素问·平人气象论》)

【注】

①呼吸定息：即一呼一吸以后，下一次的呼吸尚未开始之际。出气为呼，入气曰吸，一呼一吸，谓之一息。

②闰以太息：闰，多余或增加的意思；太息，长呼吸。指一息既尽到换息之时常有一次较长呼吸。张景岳云："平人常息之外，间有一息甚长者，是为闰以太息。"

③尺热：尺，指尺肤，即中医诊病的部位，在腕关节至肘关节之间处。尺肤部位的肌肤发热。

【释】人一呼脉动两次，一吸脉也动两次。在一呼一吸之后，下一呼之前，脉又动一次，故一息之际，脉可动五次，这种在呼吸之外，稍微太息一下，叫"闰"，这是平人的脉象。所谓平人，就是健康无病的人。通常切脉就是以不病的平人的呼吸来诊候病人的脉动情况，医生不病，所以可以通过调均呼吸节律来计数病人脉动。人一呼脉动一次，一吸脉再动一次，这种一息两至的脉象，是正气衰竭的表现。人一呼脉动三次，一吸脉再动三次而急速，若诊得患者尺肤发热，为温病；若尺肤不热，脉见滑象，为风病；脉涩，为痹证。人一呼脉动四次以上的，是死脉；脉绝不动的，也是死脉；脉动忽慢忽快，节律大乱的，也是死脉。

【按】本节叙述了正常人的脉象、诊脉的方法及迟数脉的主病和死脉的表现。

正常人的脉搏至数为一息四至，因有"呼吸定息"和"闰以太息"的延长时间，所以时有脉动五次的情况，也属于健康

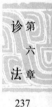

无病之脉。

"脉绝不至"是元气衰竭的表现，病较危重；一息八至以上的，称为"疾"脉，主阳极阴竭，属于危候。判断疾病的预后，不可单凭脉搏的疾数而下断言，必须四诊合参，综合分析，才能得出正确的认识。

持脉有道，虚静为保①。春日浮，如鱼之游在波；夏日在肤，泛泛乎万物有余；秋日下肤，蛰虫②将去；冬日在骨，蛰虫周密，君子居室。(《素问·脉要精微论》)

【注】

①虚静为保：保，《甲乙经》作"宝"。以清虚宁静至为宝贵。王冰云："持脉之道，必虚其心，静其志，乃保定盈虚而不失"。

②蛰虫：指伏藏冬眠的虫类和动物。

【释】切脉有一定的原则，以医生清虚宁静的心态最为重要。春天脉浮，像鱼浮游在水波之间；夏天脉洪，充满皮肤，像万物生长的茂盛状态；秋天脉稍沉，下于皮肤之内，像冬眠的虫子将要离去入土的样子；冬天脉沉伏于骨，像冬眠的虫子已经伏藏在土中一样，如同人们寒冬时节深居于室内。

【按】本节叙述了切诊的要求，以及脉象在四季中的正常表现。

自然界中的四季变化，对人有着重要的影响。由于寒温变迁，在脉搏上也会发生相应的改变，如春日温和，万物发陈，故人应见弦脉，其象端直而长；夏日炎热，万物生长繁盛，故人应见洪脉，其象来盛去衰，来疾去迟；秋日凉燥，万物收成，故人应见浮脉，其象轻虚以浮，来急去散；冬日寒冷，万物收藏，故人应见沉脉，其象沉而重壮。以上四种脉象，在其当令季节，若出现太过或不及，皆为病脉。

必背 五脉应象：肝脉弦，心脉钩^①，脾脉代^②，肺脉毛^③，肾脉石^④，是谓五脏之脉。（《素问·宣明五气》）

【注】

①钩：指洪脉，因脉象来盛去衰，故谓之"钩"。

②代：指脉象软弱无力。

③毛：指脉象微浮。

④石：指脉象微沉。

【释】五脏所对应的脉象：肝的脉象弦，心的脉象洪，脾的脉象软而无力，肺的脉象微浮，肾的脉象微沉，这就是五脏的正常脉象。

【按】本条阐述了五脏的正常脉象。五脏脉的出现与五脏的性能、季节是分不开的。如肝性刚强急躁，其气应春，故肝脉见弦；又心为火脏，其气应夏，所以心脉见钩，以此类推。学习时可与上条参照阅读。

所谓阴阳者，去^①者为阴，至^①者为阳；静者为阴，动者为阳；迟^②者为阴，数^②者为阳。（《素问·阴阳别论》）

【注】

①"去""至"：指脉的起落。起跳时为至；跳动后的余波为去。

②"迟""数"：指脉的慢和快。脉一息三至为迟；一息六至

为数。

【释】所谓脉的阴阳，是指脉去为阴，脉来为阳；脉搏平静为阴，脉搏躁动为阳；迟脉为阴，数脉为阳。

【按】将脉象分成阴阳两类，这是阴阳学说在切诊中的具体运用。本条提出了分类的基本原则，即去、静、迟属阴，至、动、数属阳。后世准此，将二十八部脉象均分为阴阳两类，以作为辨证的重要依据。

四难曰：脉有阴阳之法，何谓也？然，呼出心与肺，吸入肾与肝，呼吸之间，脾受谷味也，其脉在中，浮者阳也①，沉者阴也②，故曰阴阳也。心肺俱浮，何以别之？然，浮而大散③者，心也；浮而短涩④者，肺也。肾肝俱沉，何以别之？然，牢而长⑤者，肝也；按之濡⑥，举指来实者，肾也。脾者中州，故其脉在中。是阴阳之法也。
（《难经·四难》）

【注】

①浮者阳也：浮脉属阳，其象如水漂木，轻手可得，多主表证。

②沉者阴也：沉脉属阴，其象如石投水，重按始得，多主里证。

③大散：大脉属阴，其象应指满溢，倍于寻常，浮大之脉，一般多为虚证；散脉属阳，其象举之浮散，按之则无，来去不明，漫无根蒂，心房纤颤等病可见。

④短涩：短脉属阳，其象为不及本位，应指而回，不能满部，短而浮之脉多为气虚；涩脉属阴，其象虚细而往来难，三五

不调，如雨拈沙，如刀刮竹，为血气俱虚之候。

⑤牢而长：牢脉为阴中之阳，其象沉伏有力，浮取难得，多见阴寒内盛之证；长脉为阳，其象直上直下，如循长竿，上至鱼际，下起尺部，过于本位。牢而长之脉多为积聚之证。

⑥濡：濡脉属阴，其象浮细而软，轻手乍来，重手即去，多为虚证或湿邪为患。

【释】四难问：诊脉有辨别阴阳的方法，如何区别？答：向外呼出的时候，与心肺两脏有关，向里吸气的时候，与肾肝两脏有关，呼吸之间，脾脏接受精气，它的脉位在中部。浮脉属阳，沉脉属阴，所以说脉有阴阳之分。心肺脉都浮，怎样区别？答：浮脉兼大脉或散脉，为心脉；浮脉兼短脉、涩脉的，是肺脉。肝肾脉都沉，怎样区别？答：沉牢兼长脉的，为肝脉；沉濡而实的，是肾脉。脾主中焦，所以脉在浮沉之中。这就是区别阴阳脉的方法。

【按】本条将五脏的脉象按阴阳进行了分类。心肺之脉，浮取可得，故为阳，肝肾之脉，沉取始见，故为阴。脾主中州，故脉现中部。此种分法，后世应用较少。

心脉搏坚①而长，当病舌卷不能言②；其耎而散者，当消环自已③。肺脉搏坚而长，当病唾血；其耎而散者，当病灌汗④，至令不复散发⑤也。肝脉搏坚而长，色不青，当病坠若搏，因血在胁下，令人喘逆；其耎而散色泽者，当病溢饮。溢饮者，渴暴多饮，而易⑥入肌皮肠胃之外也。胃脉搏坚而长，其色赤，当病折髀；其耎而散者，当病食痹⑦。脾脉搏坚而长，其色黄，当病少气；其耎而散色不泽者，当病足胻⑧肿，若水状也。肾脉搏坚而长，其色黄而赤者，当病折腰；其奥而散者，当病少血，至令不复也。（《素问·脉要精微论》）

【注】

①搏坚：脉搏击于指下，坚实有力之象。

②舌卷不能言：舌为心之苗窍。若痰热阻滞心窍，脉络不通，故出现此证。

③消环自已：《太素》和《甲乙经》将"环"作"渴"。观上下文义，在"当"字之后，应有"病"字，即"病消渴"符合文意。又，张景岳说："消，尽也；环，周也。谓期尽一周，即病自已矣。"已，停止、痊愈之意。

④灌汗：王冰云，"灌谓灌洗"，形容汗出过多如洗。又，《脉经》作"漏汗"。

⑤至令不复散发：张景岳说："汗多亡阳，故不可更为发散也。"

⑥易：《甲乙经》"易"作"溢"。滑寿亦云："易，当作溢。"

⑦食痹：病名。王冰云："痹，痛也……食则痛闷而气不散也。"

⑧胻（háng杭）：即胫骨。

【释】心脉搏坚而长，当见舌卷缩而不能言语的疾病；若心脉软而散，当见消渴等疾病。肺脉搏坚而长，当见唾血疾病；肺脉软而散，当见灌汗之病，因患者出汗过多，不可再采用发散的方法进行治疗。肝脉搏坚而长，如果面色不青，为跌伤或击伤之病，因瘀血在胁下，可使患者喘息逆气；肝脉软而散，若面色润泽的，为溢饮之病。溢饮的症状是：口渴严重，饮水量多。因水湿内停，水气满溢而流入肌肉、皮肤之间和肠胃之外。胃脉搏坚而长，若面色红赤的，当见大腿疼痛如折的疾病；胃脉软而散，当病食痹。脾脉搏坚而长，若面色黄，当见气短无力之证；若脉见软而散，面无光泽，当见足胫浮肿，如水肿之状。肾脉搏坚而长，若面色黄而赤，当见腰痛如折的疾病；若脉见软而散，当为经血亏少之证，是大病之后，难以恢复健康的缘故。

【按】本条论述了五脏脉"太过"与"不及"所主的病证。太过，即"搏坚而长"，是脉象坚实有力的表现，实热证多见；不及，即"耎而散"，乃是脉搏无力，表示正气不足。如"肺脉搏坚而长，当病唾血；其耎而散者，当病灌汗"。前句为肺热，热伤络脉，故见唾血。后句为肺虚，肺虚卫表不固，所以多汗。其他脏的虚实，应结合脉症，进行全面分析。

肾肝并沉为石水①，并浮为风水②，并虚为死，并小弦③欲惊。肾脉大急沉，肝脉大急沉，皆为疝。心脉搏滑急为心疝④，肺脉沉搏为肺疝⑤。三阳急为瘕⑥，三阴急为疝，二阴急为痫厥，二阳急为惊。脾脉外鼓⑦沉，为肠澼，久自已。肝脉小缓，为肠澼，易治。肾脉小搏沉，为肠澼下血，血温身热者死。心肝澼亦下血，二脏同病者，可治。其脉小沉涩为肠澼，其身热者死，热见七日死。（《素问·大奇论》）

【注】

①石水：水肿病之一，其表现为腹满而不喘，或引胁下胀痛。

②风水：亦为水肿病之一，其发病急，脉浮，骨节疼痛，发热恶风，浮肿以头面为甚。

③小弦：为肝肾不足之象。

④心疝：病名。指寒邪侵犯心经而致的一种急性痛证。具体表现为腹部包块突起，气上冲胸，心中暴痛。

⑤肺疝：病名。是由邪气侵犯肺经，肺失宣降，水道不通，热郁膀胱而成。症见少腹与睾丸胀痛，小便不通。

⑥急为瘕：急，指脉来急疾；瘕，瘕聚，主要症状是腹部脐下有硬块，推之可移，痛无定处。

⑦外鼓：王冰注："谓鼓动于臂外也。"

【释】在寸口肾肝部位，二脉并见沉者为石水病，并见浮者，为风水病，并见虚者，为死候，并见小而兼弦的脉，将要发生惊证。若肾脉见大急而沉，或肝脉见大急而沉，全部为疝病。心脉搏滑而急者，为心疝，肺脉沉搏者，为肺疝。膀胱和小肠脉来急疾者，为瘕聚之证。脾肺脉来急疾者，为疝病。心肾脉来急疾者，为痫厥。胃与大肠脉来急疾者，为惊病。脾脉外鼓而兼沉者，为肠澼之证，慢慢会自行恢复。肝脉若见小而缓者，亦为肠澼，容易治愈。若肾脉见小搏而沉者，是肠澼下血之证。如果毒热深入血分而见身热、躁动不安者，为死证。心肝的肠澼也下血，二脏同时发病的，可治。若患者的脉见小沉兼涩，也是肠澼，出现毒热内攻而身热的症状时，预后不良。其热持续七天而不退者，是死证。

【按】本节阐述了某些疾病应见的脉象，并对肠澼的预后进行了简明分析。

本文是从脏腑的变化上来阐述其主病的。如石水，乃阴邪为患，其水潜伏于里，故其脉为沉。如《金匮要略》云："里水者（即石水），一身面目黄肿，其脉沉，小便不利，故令病水，假令小便自利，此亡津液，故令渴也，越婢加术汤主之。"可见石水之脉，并不只见于肾肝两部（左手关尺）；反之，肾肝之沉脉也并不专指石水。

肠澼，也称滞下，是指大便次数增多，排便时急而不爽，泄物黏稠或带脓血的一种病证，颇与现代医学痢疾病、溃疡性结肠炎相似。《内经》认为，这种病脾脉（右关）外鼓兼沉，肝脉小而缓（左关），身不甚热者，为易治；若肾脉（左右尺）小急而沉，心肝脉（左寸关）沉小或沉涩，见高热不退，多为死候。高热不退或兼神昏抽搐，是热毒深入营血的重病，一般预后不良，宜急服紫血丹等药治之。

粗大①者，阴不足阳有余，为热中也。来疾去徐，上实下虚，为厥颠疾；来徐去疾，上虚下实，为恶风也。故中恶风者，阳气受也。有脉俱沉细数者，少阴厥也；沉细数散者，寒热也；浮而散者为眴仆②。诸浮不躁者皆在阳，则为热；其有躁者在手。诸细而沉者皆在阴，则为骨痛；其有静者在足。数动一代③者，病在阳之脉也，泄及便脓血。诸过者切之，涩者阳气有余也，滑者阴气有余也。（《素问·脉要精微论》）

【注】

①粗大：王冰注："谓脉洪大也。"

②眴（xuán玄）仆：《说文》曰"目摇也"，即目眩的症状；仆，跌倒。

③数动一代：代，脉搏停止。此指脉数而有间歇。

【释】脉来洪大的，是阳盛耗阴的缘故，病属内热证。脉来象急疾，去象徐缓，病属上盛下虚，见于厥证或颠疾；来象徐缓，去象急疾，病属上虚下实，症见怕风，为感受恶风之邪，是阳气先病。有的脉象全是沉细而数的，乃是少阴肾经厥逆的缘故。若脉沉细数，又见散脉，是往来寒热之证。若脉浮而散，是气虚血亏，当为头晕目眩而昏仆倒地之证。凡是浮脉而不见躁象，是病生于足三阳经脉，为发热之病；若是脉浮而见躁象，为病生于手三阳经脉。凡是脉细而沉，是病生于手三阴经脉，阴主骨，所以症见骨痛；脉沉细而静，是病生于足三阴经脉。脉数动而时有一间歇，是病邪在阳，症见泄泻及大便下脓血。各种失常之脉，可以通过切诊而得知。涩脉，是阳气有余而阴血不足的脉象；滑脉，是阴气有余而阳气不足的脉象。

【按】本节论述了脉证之间阴阳、虚实的病机变化，对临证诊脉有重要的参考价值。

原文中的"来疾去徐""来徐去疾"，是指脉的起落之象，以反映上下部证候的虚实。因这种方法难以体会，故目前少用。

中风①之脉，阳②浮而滑，阴②濡而弱。湿温③之脉，阳浮而弱，阴小而急。伤寒④之脉，阴阳俱盛而紧涩。热病之脉，阴阳俱浮，浮之而滑，沉之散涩。温病⑤之脉，行在诸经，不知何经之动也，各随其经所在而取之。(《难经·五十八难》)

【注】

①中风：指伤于风邪的病证。

②"阳""阴"：寸口的寸部为阳，尺部则属阴。余下者皆同。

③湿温：指长夏季节多见的热性病，是由感受当令湿热之邪而发，其表现为身热不扬，身重酸痛，胸部痞闷或呕吐、腹泻等。

④伤寒：是感受寒邪而发的一种外感病，冬季多见。症见恶寒发热、无汗、头痛项强、脉浮紧。

⑤温病：指感受四时不同的温邪所引起的多种急性热性病。其特点是发病急，变化快，初起多见热象，易于化燥伤阴。包括"风温""春温""湿温""暑温""冬温""温毒"等。

【释】中风病的脉象，是寸部浮滑，尺部濡弱。湿温病的脉象，寸部浮而弱，尺部小而急。伤寒病的脉象，尺寸部俱盛而紧涩。热病的脉象，尺寸均浮，轻手取之兼滑，重按兼散涩。温病的脉象，由于温邪流行于各经，所以很难辨别什么经的脉动，应根据病邪的所在经脉而切取脉象。

【按】本节阐述了中风、湿温、伤寒、热病、温病的各种脉象。由于中风、感湿、伤寒等病，邪气逗留在肌表，正气抗邪外出，所以将脉鼓搏于外而现浮象。从浮脉的相兼，再进一步判断表寒、表热的性质。

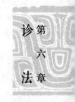

帝曰：癫疾何如？岐伯曰：脉搏大滑①，久自已；脉小坚急②，死不治。帝曰：癫疾之脉，虚实何如？岐伯曰：虚则可治，实则死。（《素问·通评虚实论》）

【注】

①脉搏大滑：搏大，脉大而有力；滑，脉象往来流利，如盘走珠。

②脉小坚急：脉小，细直而软，若丝线之应指，为元阳衰弱的表现；坚急，脉来急数，是阳气外泄之证。

【释】黄帝问：癫疾的脉象和预后如何？岐伯回答：脉象搏大而滑的，病久可以自愈；脉象小而坚急的，属于不治之死证。黄帝问：癫疾脉象的虚实如何？岐伯回答：脉象虚的可治，脉象实的，死而不治。

【按】本节讨论了癫疾的脉象及其预后。

"虚则可治"，虚者脉象柔缓，表明邪气尚微，故可治；"实则死"，脉实，必见弦急之象，是邪气盛的表现，故预后不良。对于脉搏大滑与小坚急的预后，历代各家解释不一。王冰、马莳认为，癫为阳证，故脉见搏大而滑的阳脉，病自已；脉见小坚急的阴脉，则死不治。我们认为，脉大滑乃是阳气盛、元气未衰的表现，故可治；脉小急，为元气衰竭而外泄的表现，故为死候。

胃脉实①则胀，虚②则泄。（《素问·脉要精微论》）

【注】

①实：指脉搏强实有力。

②虚：为脉虚无力。

【释】胃脉强实有力，是邪气充胜于内，症见腹部胀满；胃脉虚而无力，为胃气不足，发为泄泻。

【按】本节阐述了胃脉（右关脉）虚实的临床表现。胃为五脏六腑之海，邪气盛于内而不得外泄，故发为胀满；虚乃气不足，气不足则阳虚，脾阳不振，运化失常，水谷混杂而下，发为泄泻病。

帝曰：消瘅^①虚实何如？岐伯曰：脉实大，病久可治；脉悬小坚^②，病久不可治。（《素问·通评虚实论》）

【注】

①消瘅：即消渴病，为三消病的总称。

②悬小坚：指脉象悬而无根，细小坚硬。

【释】黄帝问：消瘅脉象虚实如何？岐伯回答：脉象实大有力，病虽日久，但可以治愈；若脉象悬小而坚硬，病程日久，则不可治。

【按】本条从脉的实大与小坚的变化，论述了消瘅病的预后。

《灵枢·五变》说："五脏皆柔弱者，善病消瘅。"其指出五脏精气不足，是导致消瘅的根本原因。精气不足，虚热内生，热则消水谷，消肌肉。其脉实大，表明精血尚盛，故为可治；脉悬小坚，为精气渐衰，故不可治。

夫脉者，血之府^①也，长则气治^②，短则气病^③，数则烦心^④，大则病进^⑤，上盛则气高^⑥，下盛则气胀，代则气衰^⑦，细则气少^⑧，涩则心痛^⑨，浑浑革至如涌泉^⑩，病进而色弊，绵绵其去如弦绝^⑪，死。（《素问·脉要精微论》）

【注】

①血之府：王冰云："府，聚也，言血之多少，皆聚见于经

脉之中。"张志聪云："血行脉中，故为血之府。"

②长则气治：长，指长脉；气治，为气平，无亢盛、衰弱之象。因气血充足，故脉乃应手而长。

③短则气病：短，指短脉。气滞血涩，故脉见短象。

④数则心烦：一息六至为数脉，乃热盛之象。热扰神明，故见心烦。

⑤大则病进：大，指大脉。邪气方张，病势必然进一步发展。

⑥上盛则气高：上盛，指邪气壅于上部，即寸脉盛；气高，指气逆而上，症见喘满等。

⑦代则气衰：代，指代脉，脉来中止，止有定数，不能自还。此是脏气衰微，无力鼓动气血的征象。

⑧细则气少：细，指细脉，细细如丝而微有力，乃正气不足之象。

⑨涩则心痛：涩，指涩脉，往来涩滞，主血瘀。因心血瘀滞，脉不通，故见心痛。

⑩浑浑革至如涌泉：革，急也。张景岳云："浑浑，浊乱不明也。革至，如皮革之坚硬也。涌泉，其来汩汩无序，但出不返也。"又《甲乙经》此句为："浑浑革革至如涌泉。"

⑪绵绵其去如弦绝：绵绵，脉象微微似有而不甚应手；弦绝，指下如弓弦断绝之感。

【释】脉是气血运行的管道，因血随气行，所以脉长则气平，脉短则气病，脉数则心烦，脉大则病势发展，寸脉盛则病喘满，尺脉盛则病气胀，代脉为脏气虚衰，细脉为正气不足，涩脉为心痛。脉象混乱不清，急数在六至以上者，表明病情恶化，气色败坏；脉象绵绵无力，似有似无，甚者如弓弦断绝而不复来，是不治的死证。

【按】本节论述了脉与气血的关系，以及病进和死亡的脉象。脉是气血运行的通道，与内脏相连。气血之所以能在脉道中环流不息，主要是靠气的推动作用。故内脏发病与气血的盈亏等，也必然会从脉搏上反映出来。这对判断正气的盛衰和测知疾病的性质，有着重要意义。

凡治病，察其形气色泽，脉之盛衰，病之新故，乃治之无后其时①。形气相得②，谓之可治；色泽以浮，谓之易已；脉从四时③，谓之可治；脉弱以滑，是有胃气，命曰易治，取之以时。形气相失，谓之难治；色夭不泽，谓之难已；脉实以坚，谓之益甚；脉逆四时，为不可治。必察四难④，而明告之。

所谓逆四时者，春得肺脉，夏得肾脉，秋得心脉，冬得脾脉，其至皆悬绝⑤沉涩者，命曰逆四时。未有脏形⑥，于春夏而脉沉涩，秋冬而脉浮大，名曰逆四时也。病热脉静，泄而脉大，脱血而脉实，病在中脉实坚，病在外脉不实坚者，皆难治。（《素问·玉机真脏论》）

251

【注】

①无后其时：后，错后或错过的意思。此句王冰注："言必先时而取之也。"

②形气相得：形，指形体；气，指正气。王冰注："气盛形盛，气虚形虚，是谓相得。"

③脉从四时：王冰注："脉春弦夏钩秋浮冬营，谓顺四时。

从，顺也。"

④四难：指文中"形气相失""色夭不泽""脉实以坚""脉逆四时"而言。

⑤悬绝：王冰注："谓如悬物之绝去也。"

⑥未有脏形：指未有本脏脉的脉象，如春季脉应弦，而反见沉等。

【释】凡医生治病，一定要诊察患者的形、气、色泽的变化和表现，脉搏的虚实，患病的新久，然后方能进行治疗，不要错过恰当的时机。若患者"形"与"气"相一致，叫可治；若患者面色明润，叫易愈；若患者的脉象与四时相顺，也叫可治；脉虽弱，但兼有滑象，这是有胃气的表现，可以命名为易治，但要及时治疗。与上面说的相反，若患者的"形"与"气"不一致，则为难治；面色晦暗，干枯无泽，也不易治愈；脉实而坚，是无胃气的表现，疾病必然加重；脉与四时相逆，也是不可治愈的。医者一定要详察形、气、色、脉四者难治的表现，明白地告诉患者实情。

所谓逆四时，就是春天见肺脉，夏天见肾脉，秋天见心脉，冬天见脾脉。这四脉的表现全都是悬绝沉涩，所以叫逆四时。总而言之，四季不见本脏的脉象，如春夏脉不见弦洪而见沉涩，秋冬脉不见沉而见浮大，都叫逆四时。热病脉宜洪大而反沉静，泄泻脉宜静而反大，脱血脉宜沉而反实，病在中脉不当实坚而见实坚，病在外脉当实坚而不实坚，这些都是脉与病不相应，皆为难治。

【按】本节以形、气、色、脉的变化与相得、相失来判断疾病的预后情况。《内经》强调，对可治之病，要"取之以时"，不可贻误病机，对不治之症，"必察四难，而明告之"，这种严肃认真和实事求是的科学态度，是值得我们学习的。

"逆四时"之脉，在危重患者身上出现，其预后多为不良，这是符合实际的，值得临床上重视。

征①其脉小色不夺者，新病也；征其脉不夺其色夺者，此久病也；征其脉与五色俱夺者，此久病也；征其脉与五色俱不夺者，新病也。肝与肾脉并至②，其色苍赤③，当病毁伤不见血，已见血，湿若中水也④。（《素问·脉要精微论》）

【注】

①征：原文作"徵"，验证，引申为检查、诊察之意。下同。

②肝与肾脉并至：肝脉弦，肾脉沉，两脉同时并见。

③其色苍赤：肝色苍（青），肾色黑，若肝肾脉并至，其色亦当见苍黑。今色见苍赤（赤为心之色），肝肾脉并至，脉色相异，当为外伤之疾。

④已见血，湿若中水也：若，当"与""或"字解；中，腹中。王冰注："若已见血，则是湿气与水在腹中也。"

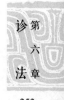

253

【释】诊察患者的脉虽小，而气色正常，是新病；诊察其脉正常而气色失常，这是久病；诊察脉色全失常，这是久病；诊察脉色俱正常，是新病。如果肝肾之脉并见，但面色苍赤，这是气色失常的表现。判断其疾病有两种可能：若不见血，是外伤疾患；若已见血，是湿气与水在腹中的病证。

【按】本节论述的是用脉色相参的方法判断疾病的新久。

关于"肝与肾脉并至"一句，各家理解不同，我们取王冰之说。另如张景岳认为："脉见弦沉而色苍赤者，筋骨血脉俱病，故必当为毁伤也。凡毁伤筋骨者，无论不见血、已见血，其血必凝，其经必滞，气血凝滞，形成肿满，故如湿气在经而同于中水之状。"其说也有一定道理。

　　热病脉静，汗已出，脉盛躁，是一逆①也；病泄，脉洪大，是二逆也；著痹不移②，䐃肉破，身热，脉偏绝③，是三逆也；淫而夺形，身热，色夭然白，及后下血衃④，血衃笃重，是谓四逆也；寒热夺形，脉坚搏，是谓五逆也。（《灵枢·五禁》）

【注】

①逆：逆证，指病情有恶化的趋势。本篇前文云，"病与脉相逆，命曰五逆"，系指脉证不一致的表现。

②不移：指肢体不能移动。

③偏绝：偏，一手无脉；绝，二手全无脉。

④后下血衃：后，指大便；衃，即血块，其色赤黑。后下血衃即大便泻下瘀血块。

【释】热病（脉应洪大）而反见脉象安静，汗已出（脉应安静）而反见脉象洪大躁动，这是一逆。泄泻病，脉应安静而反见洪大之脉，这是二逆。着痹不能转移，突起的肌肉部分溃破，身体发热，脉应洪盛而反见偏绝之脉，这是三逆。淫邪伤及形体，肢体消瘦，发热，面色枯槁而白，大便泻下瘀血块，则病情危重，这是四逆。人有久发寒热，形体瘦弱，脉应软而反见坚搏之脉，这是五逆。

【按】本条讨论了五逆的临床表现。诊脉辨证，先别逆从。脉症相顺，其病易治；脉症相逆，其病难愈，预后不良。如《素问·三部九候论》说："形盛脉细，少气不足以息者危；形瘦脉大，胸中多气者死。"这些精辟的论述，对辨认证候及判断疾病的预后，都有一定指导意义。

【必背】人以水谷为本，故人绝水谷则死，脉无胃气①亦死。所谓无胃气者，但得真脏脉②，不得胃气也。所谓脉不得胃气者，肝不弦肾不石也。（《素问·平人气象论》）

【注】

①脉无胃气：本条已做了自解，即指"肝不弦肾不石"。后世医家多认为是指脉无和缓之象。如张景岳说："脉代时宜，无太过，无不及，自有一种雍容和缓之状者，便是胃气之脉。"

②真脏脉：指脉无胃气而真脏之脉独现，如但弦无胃、但钩无胃之类。

【释】人的生存是以水谷为根本的，所以人断绝了水谷就会死亡，脉无胃气，人也会死。所说的无胃气，就是只见真脏脉，不见有胃气之脉。所说的脉无胃气，就如肝脉春不微弦，肾脉冬不微石等。

【按】本节论述了人以水谷为本和胃气与发病的关系。按《内经》的观点，水谷入胃，化生精微以养五脏，五脏得养，寸口相应。若邪气盛，精气衰竭，胃气不能与五脏之精气并至寸口，只五脏之气独至，这就叫真脏脉见，是五脏精气衰败，疾病严重的表现。

妇人手少阴脉①动甚②者，妊子也。(《素问·平人气象论》)

阴搏阳别③谓之有子。(《素问·阴阳别论》)

【注】

①手少阴脉：此指手少阴心经神门穴处当尺动脉搏动处。王冰注："手少阴脉，谓掌后陷者中，当小指动而应手者也。"一说，指心脉，其脉当候左寸部位。

②动甚：张景岳注："流利滑动也。"

③阴搏阳别：搏，王冰注，"谓搏触于手也"；别，殊别，不一样。指尺脉搏击有力，与寸脉有明显的区别。寸口的尺脉为阴，寸脉为阳。

【释】妇人寸脉出现流利滑动之象，是妊子的脉征。

尺脉搏击有力，与寸脉有明显的区别，这可以说是怀孕的表现。

【按】以上二节是《内经》论述孕脉的主要条文。

关于"阴搏阳别"的解释，张景岳另有见解，他说："阴，手少阴也，或兼足少阴而言亦可。盖心主血，肾主子宫，皆胎孕之所主也。搏，搏击于手也。阳别者，言阴脉搏手，似乎阳邪，然其鼓动滑利，本非邪脉，盖以阴中见阳，而别有和调之象，是谓阴搏阳别也。"其说也有道理，可在临床中验证。

第七章 治则治法

治则，是治疗疾病的法则。中医对这一法则的运用，是以阴阳、藏象、经络、病因病机、四诊八纲为基础，按疾病的起因、病变所在，以及病邪发生、发展的普遍规律而确定。

《内经》《难经》中的治则，内容丰富。它从整体观念出发，因时、因地、因人制宜，并以审因辨证为前提，根据疾病的标、本、缓、急等，论述了"治病求本"的原则性及"急则治标"和"标本兼治"的灵活性。此外，按证候的"真""假"又提出了正、反、逆、从的处方用药原则。在具体治疗中，既重视攻邪，又注意扶正，并且还把预防放到了首位。这种正确的观点和许多精辟的论述，都是值得我们继承发扬的。兹将主要原文，选释如下：

必背 是故圣人不治已病治未病，不治已乱治未乱，此之谓也。夫病已成而后药之，乱已成而后治之，譬犹渴而穿井，斗而铸锥①，不亦晚乎！（《素问·四气调神大论》）

【注】

①斗而铸锥：斗，格斗、打仗。锥，古代的一种武器，指兵器而言。指已经有了战争，才开始制造兵器。

【释】一个好的医生是不能等到疾病发展到严重的程度时，才去治疗，而是在疾病未成之前，就要加以预防。这也和治理国家的混乱局面一样，应在未乱之前，及早防备。如果疾病已经形成，而后用药治疗，国家已经混乱，才想办法治理，这就如同口渴了才想起去挖井，打仗了才开始去制造兵器一样，不是太晚了么！

【按】本条重点强调了治未病的重要意义。治未病的思想是中医学中极为重要的理论之一，其内容主要包括两个方面：一个是未病先防；另一个是已病防变。未病先防，就是在未病之前，采取各种有效措施，积极锻炼身体，增强抗病能力，从而预防疾病发生。中医学中的养生术、导引术、按跷术等，都是治未病的方法。马王堆汉墓出土的导引图，形象地描绘了古人锻炼身体的各种姿势和技法，是《内经》治未病学说的最好说明。已病防变，是防止疾病深入发展和传变恶化的治疗方法。如在《素问·阴阳应象大论》中，曾经提出治疗疾病的几个不同阶段，指出："善治者治皮毛，其次治肌肤，其次治筋脉，其次治六腑，其次治五脏，治五脏者半死半生也。"这说明医生在治病时，一定要掌握疾病的发展规律，及早治疗，防止病邪的传变。历代中医在这方面，积累了大量的临床经验。

必背 七十七难曰：经言上工①治未病，中工治已病者，何谓也？

然，所谓治未病者，见肝之病，则知肝当传之与脾，故先实其脾气，无②令得受肝之邪，故曰治未病焉。中工者，见肝之病，不晓相传，但一心治肝，故曰治已病也。（《难经·七十七难》）

【注】

①上工：指精通医理而医术高明的医生。

②无：通"勿"，不要、禁止。

【释】七十七难问：医经上说，精通医理而医术高超的医生能够"治未病"，医术平常的医生只能"治已病"，这是什么意思呢？

答：所说的"治未病"，是指医生在患者未病之时，能够预先采取措施防止疾病发生或病后传变。例如，临床上见到肝病，就要想到肝木乘脾土，肝病会传变至脾而导致脾病，所以在治肝的同时还要补脾，避免因肝病而导致脾虚，这就叫"治未病"。医术一般的医生，在临床上见到肝病，不懂得肝脾相传的道理，只知治肝不懂补脾，这就叫"治已病"。

【按】本节是《难经》对《内经》治未病思想的具体解释和运用。中医学认为，五脏之间存在着相互影响、相互制约的关系，这种关系通常用五行的生克制化来说明。一脏有病，可能会影响或波及他脏生病。原文就五行生克的理论制定了"治未病"的具体措施，并以肝病为例，指出肝病可通过五行相克的规律，易将病邪传与脾，所以，医术高明的医生会在肝病传脾之前，及时补脾，使脾免受肝病的影响，从而阻止疾病的发展和传变。中工不懂得五行衰旺生克的道理，见到肝病只知道治疗已病的肝，不懂保护未病的脾。在临床实践中，常见到肝郁的患者，除了有胁痛、急躁易怒、善太息等症状，还会伴有胃胀、食欲欠佳或大便失常的脾虚症状，这就是肝郁犯胃乘脾的表现，即原文"肝当传之与脾"之意。所以，治疗时应在疏肝的基础上，兼以健脾，逍遥散为其代表方剂，方中用茯苓、白术的道理也就在此。这种观点，对临床有很大的指导意义。张仲景在《金匮要略》第一章就引录本难原文，强调治未病与早期治疗的重要性，成为中医早期治疗、防止疾病发展传变的示范。

　　知标与本①，用之不殆②，明知逆顺③，正行无问④，此之谓也。不知是者⑤，不足以言诊，足以乱经⑥。（《素问·至真要大论》）

【注】

①标与本：标本是个相对的概念，有多种意义。中医用它主要是说明正气与邪气，病因与症状，先病与后病等之间的关系。一般来说，正气为本，邪气为标；先病为本，后病为标；病因为本，病症为标；六气为本，三阴三阳为标。

②殆：危险。

③逆顺：指治疗疾病的方法。逆法，又称正治法，即热病用寒药，寒病用热药；顺法，又称从治法，即热象用热药，寒象用寒药。

④正行无问：正确使用逆治或顺治法，为正行；无问，就是没有问题。

⑤不知是者：是，代词，意为此。指不懂得标本、逆顺的医生。

⑥乱经：扰乱经脉气血而使疾病的传变顺序发生混乱。

【释】 医生懂得标与本，并运用它来诊断和治疗疾病，是不会发生危险的；如果明白而又懂得逆顺的医生，按照这样的方法治病，那也不会发生问题。不懂得标本、逆从的医生，是不能够正确诊断疾病的，如果就这样去给人治病，很可能会出现"乱经"事故。

【按】 本节论述了标本、逆顺在诊断和治疗疾病过程中的重要作用。对于临床上的病人，都会出现标本两个方面。比如脾肾阳虚导致的水肿病，以脾肾虚为本，水肿为标，故治疗时当从本着手，兼顾其标，采用健脾温肾利湿法，使脾肾功能恢复，运化开合正常，则水肿自愈。这是"缓则治本或标本兼顾"的治疗原则。此病若患发外感，在水肿的基础上，兼见发热恶寒、鼻塞流涕、咳嗽等，则水肿为本，外感为标，就其表现来看，外感是当务之急，如不解决，对本病及整体病势都有影响。因此，在治疗时必须要暂舍本病，从标着手，解决外感。待感冒治愈后，再医治本病，这就是"急则治其标"的治疗法则。

逆治是逆其病性用药（即热者寒之，寒者热之）的一种方法，是中医治病的根本原则。顺治，是顺从疾病的外在表现用药，如热象用热药，寒象用寒药等。其实这个"热象""寒象"皆为假象，即所谓的"真寒假热"或"真热假寒"的证候。可见，其运用在本质上仍属"逆治"范畴。这充分说明，作为一名医生，必须掌握疾病的标本和用药的逆顺，否则"不足以言诊"，并且还会造成"足以乱经"的严重后果。

夫阴阳逆从标本之为道也，小而大，言一而知百病之害；少而多，浅而博①，可以言一而知百也。以浅而知深，察近而知远，言标与本，易而勿及②。（《素问·标本病传论》）

【注】

①浅而博：由浅显而变得广博。

②易而勿及：及，达到。张景岳注："言之虽易，而实无能及者。"

【释】阴阳、逆从、标本之所以成为医学中的基本理论和原则，是因为掌握并运用了它，就可以从小病推知大病，举一证而知百病之害，可以由少知多，由浅显变广博，能够做到言一而知百。虽说可以做到由浅而知深，察近而知远，但是探讨标与本的理论，表面上容易了解，而实际掌握并不易做到。

【按】本节进一步指出了标本、逆从在临床治疗中的实际作用。医生掌握了这种方法，就可以执简而驭繁。不管病证有千般变化，只要掌握了标本、逆从的关系，就可以抓住疾病的关键因素，以解决根本问题。

治反为逆，治得为从①。先病而后逆者治其本②，先逆而后病者治其本，先寒而后生病者治其本，先病而后生寒者治其本，先热而后生病者治其本，先热而后生中满者治其标，先病而后泄者治其本，先泄而后生他病者治其本，必且调之，乃治其他病，先病而后生中满者治其标，先中满而后烦心者治其本。人有客气有同气③。小大不利④治其标，小大利治其本。病发而有余，本而标之⑤，先治其本，后治其标。病发而不足，标而本之，先治其标，后治其本。谨察间甚⑥，以意调之，间者并行，甚者独行⑦。先小大不利而后生病者治其本。（《素问·标本病传论》）

【注】

①治反为逆，治得为从：此言相反的治法为逆，相顺的治法为从。张景岳说："此释逆从为治之义；得，相得也，犹言顺也。"

②先病而后逆者治其本：逆，指气血逆乱而病。先病为本，后病为标。

③人有客气有同气：本句诸家注解不同。"同"，全元起本作"固"。张景岳云："客气者，流行之运气也，往来不常；同气者，四时之主气也，岁岁相同。"马莳云："病本不同而彼此相传

者，谓之客气；有二病之气，本相同类，而彼此相传者，谓之同气。"张志聪云："客气者，谓在天之六气，同气者，谓吾身中亦有此六气，而与天气之相同也。"各执一解，牵强者多。按上下文，皆为"……病……治……"句式，本句殊别，疑似为衍文。

④小大不利：指大小便不利。

⑤本而标之：由本而传及于标。

⑥间甚：间，病轻；甚，病重。

⑦间者并行，甚者独行：指病轻用标本兼治法，病重必须抓住关键而单独治疗其一，或治其本，或治其标。

【释】药性和病证相反的治法为逆治，药性和病证相顺的治法为从治。标本的治疗，也有原则可循：若先患病，后表现气血逆乱的，治疗时要先治其初病，此为治本。若先因气血逆乱而转生他病的，治疗时要先治其逆，此也是治本。若因寒邪而病，后生其他疾病的，治疗时以先治其寒为治本。若先得病而后出现寒证的，治疗时以治先病为治本。若是患热病而后生其他疾病的，治疗时以先治其热为治本。若先患热病而后又出现中满痞塞等症状的，这就要先治中满的标证；若先患病，而后出现泄泻症状的，治疗时要治先病，这是治本的方法；若泄泻而后生其他病的，治疗时就必须先治泄泻，这也是治本的方法。必须先把泄泻调好，然后才能治疗他病。先有其他病证，而后又出现中满的，治疗时要先治中满的本证。人有客气、同气的不同。大小便不利的，先治大小便，为治标；大小便通利而兼有他病的，以治他病为治本。若疾病表现为有余的实证，是由本波及于标的，治疗时先以治本为主，后治其标；若疾病表现为不足的虚证，是由标累及于本的，治疗时先以治标为

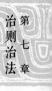

主，后治其本。临证时要谨慎地审察疾病的轻重，集中精力调治标本。病轻的可以标本兼治，病重的必须抓住关键而单独进行治疗，或治标，或治本。若先病大小便不利，而后生其他病证的，要先治大小便，这是治本的方法。

【按】本节以先病、后病的轻重缓急，详述了标本治则的具体应用。

先病为本，后病为标。一般来说，应先治本病，后治标病，这也正如《素问·阴阳应象大论》上说的那样，"治病必求于本"，即分析疾病变化始终要本于阴阳的盛衰。但是，由于疾病的错综复杂及其特殊的变化，常常要舍本求标，从标证进行论治。如本段原文中"先病而后生中满者治其标"的病例，便是一个很好的例子。先病而后生中满的，则中满是当务之急，胃中满胀，药物与食物难下，这不仅影响治疗先病，同时也会使脏腑失养，更加损于本病，所以当先治中满，后医他疾。又如"小大不利治其标"，这是因为二便不通，浊物不得排出，可由此导致他病，并对本病不利，故应先利二便。此皆为"急则治其标"之意，临床必须予以重视。

从内之①外者，调其内②；从外之内者，治其外；从内之外而盛于外者，先调其内而后治其外③；从外之内而盛于内者，先治其外而后调其内；中外不相及，则治主病。（《素问·至真要大论》）

【注】

①之：动词，往、至之意。

②内：指脏腑气血。

③外：指六淫之邪。

【释】从内而传于外的疾病，要先调理其内在的脏腑气血；从外而传于内的疾病，要先治疗其外来的六淫病邪；从内至外而偏重于外的，要先调理其内，后治其外；从外至内而偏重于内的，要先治其外，后调理其内。不是内，也不是外的，内外互不涉及，就要治其主要症状。

【按】本节阐述了先病为本、后病为标的治疗原则。"从内之外者"，内先病为本，故先调其内；"从外之内者"，外先病为本，故先治其外。即使后病而盛于先病者，也要治先病治本，后治其标，所以"从内之外"的病，虽"盛于外"，也要先调其内而后治其外。

张景岳认为，本节论述的乃是致病的三因。"从内之外者"是内因致病，故要"调"；"从外之内者"是外因致病，故要"治"；"中外不相及"是不内外因致病，故要治主病。此说可供参考。

必背 帝曰：何谓逆从？岐伯曰：逆者正治，从者反治，从少从多，观其事也①。

帝曰：反治何谓？岐伯曰：热因寒用，寒因热用②，塞因塞用，通因通用③。（《素问·至真要大论》）

【注】

①从少从多，观其事也：各家对此句解释，略有不同。马莳认为，多少系指药量而言，他说："特观其病之轻重，以为药之多少耳。"南京中医学院（现南京中医药大学，下同）编著的《黄帝内经素问译释》、山东周凤梧等编的《黄帝内经素问白话解》

均同此说。王冰云："从少谓一同二异，从多谓二同而三异也。"据上下文意，多、少似指症状而言。若同一病人出现寒热夹杂，应视其寒热的多少而治之。

②热因寒用，寒因热用：从字面理解，当为正治法，非反治法，与原文之意不同。南京中医学院编著的《黄帝内经素问译释》改为"热因热用，寒因寒用"，较为妥切。又，王冰认为，大寒之证，治当以热药，但寒极格热于外，使热药入口则吐，必待凉饮，药物方能入内而不呕。这种解释亦为后世临床所验证，确为有效之法。引用于此，供读者参考。

③塞因塞用，通因通用：二者皆为反治法。塞因塞用，指有阻塞的病变用补法，如因气虚而造成的腹满中塞，虽表现为胀满，但治疗时仍然要以培补为主。通因通用，是指积滞下痢或瘀血崩漏等，因邪实于内，故应通下而治之。

【释】黄帝问：什么叫逆治、从治？岐伯回答：逆治就是正治，从治就是反治。至于从多，还是从少，当视具体情况而定。

黄帝问：反治是怎么回事？岐伯回答：热证用热药，寒证用凉药，阻塞的病用补药，通利的病用下药。

【按】上述两条指出逆治与从治的区别，以及从治法的具体运用。关于从治法在前面的原文中已经讲过，它是顺从疾病现象用药的一种治疗方法，实际是用于假象，如本节提到的"热因热用"等皆为此意。不过，这种方法在运用中必须慎辨证候，切勿以虚为实，以实为虚，妄投攻补之剂。

寒者热之，热者寒之，微者逆之，甚者从之，坚者削之，客者除之，劳者温之，结者散之，留者攻之，燥者濡之，急者缓之，散者收之，损者温之，逸者行之，惊者平之，上之下之，摩之浴之，薄之劫之①，开之发之，适事为故②。（《素问·至真要大论》）

【注】

①薄之劫之：张景岳注："薄之，追其隐藏也；劫之，夺其强盛也。"

②适事为故：适，适合；故，原因，引申为根据。根据病情适当应用为原则。

【释】寒证用热药，热证用寒药；病轻的用逆治法，病重的用从治法；坚硬的病块，用攻散的治法；外来的邪气，用驱除的方法；因劳倦所致的疾病，用甘温的药物；因郁结所致的疾病，用舒散活血的药物；留滞的，要攻下；干燥的，需濡润；急剧的，应缓和；耗散的，要收敛；亏损的，应温补；闲逸的，要运动；惊恐的，要平静。其他，如涌吐法、通下法、按摩法、汤浴法、追逐法、劫夺法、开导法、发泄法，均要根据具体的病情，采取相应的措施进行治疗。

【按】本节详细列举了多种疾病的治疗法则。针对不同疾病，采用不同的治疗方法，是古代医者从实践中总结出来的宝贵经验，值得我们很好地继承和发扬。

关于"微者逆之，甚者从之"，一般来说，病情轻者，症状单纯，如热者均热，寒者均寒的，可取用"寒者热之，热者寒之"的正治法，即是"微者逆之"之意。若病势较重，出现真寒假热或真热假寒之象，病情错杂，瞬息万变，这就要求医者细心了解病情，抓住本质，去伪存真，采用"热因热用，寒因寒用"的从治法，方能救逆转安，这就是"甚者从之"之意。

高者抑之^①，下者举之，有余折^②之，不足补之，佐以所利^③，和以所宜，必安其主客^④，适其寒温，同者逆之，异者从之。(《素问·至真要大论》)

【注】

①高者抑之：高者，本应在下而反逆于上的疾患；抑，下按，即降法。

②折：即泻法。

③佐以所利：佐，辅助；利，同欲。五脏各有所欲，以相应之药辅助之，如肝欲散等。

④主客：指运气当中的主气和客气而言。王冰说："客谓天之六气，主谓五行之位。"

【释】上逆的病证，要采用抑制的方法，使之下降；陷下的病证，要采用提举的方法，使之上升；有余的实证，要用泻法；不足的虚证，要用补法。对五脏有利的要辅助，对五脏适宜的要调和，一定要使主气客气相安宁，使其寒温适宜。主气客气相得的，要用逆治法，主气客气不相得的，要用从治法。

【按】本节重点论述了逆治法，其中有关运气学的主气和客气的问题比较复杂，不是我们所要介绍的内容，所以注释从简。

临床上对胃失和降而发生的呃逆证，用和胃降逆法，谓"高者抑之"；对脾气不足，中气下陷而出现的脱肛、子宫下垂等证，用补中升提法，即"下者举之"。此外，原文"有余折之，不足补之"等，是实者泻之、虚者补之的治疗法则，临床应用尤为广泛，具体方药，应根据虚实所在及病变的性质而定。

　　⚫️必背 帝曰：论言治寒以热，治热以寒，而方士不能废绳墨①而更其道也。有病热者，寒之而热，有病寒者，热之而寒，二者皆在，新病复起②，奈何治？岐伯曰：诸寒之而热者，取之阴；热之而寒者，取之阳。所谓求其属③也。（《素问·至真要大论》）

　　【注】

　　①绳墨：原为木工用的取直器具，引申为标准、法度。

　　②二者皆在，新病复起：二者，指寒与热。本句王冰注："治之而病不衰退，反因药寒热而随生寒热病之新者也。"

　　③求其属：求，寻找；属，同类之物。探求疾病的寒热阴阳属性。

　　【释】 黄帝问：医书上说，治疗寒证当用热药，治疗热证当用寒药，这是医生不能废弃的准则和不能变更的方法。但是，有患热病的，用了寒药反而更热；有患寒病的，服了热药反而更寒。用药后寒热旧病不愈，而又引发新病，这种情况应怎样治疗？岐伯回答：那些热病用寒药治之而热不退的，应该采取滋阴的办法来进行治疗；寒病用热药治之而寒不减的，应该采取补阳的办法进行治疗。这就是所说的探求疾病的寒热阴阳属性进行治病的方法。

　　【按】 本节讨论了一种特殊的治疗法则，既不同于正治，也有别于从治。这种用滋阴法治疗虚热证、用温阳法治疗虚寒证的法则，对后世医学的发展影响极大。

"诸寒之而热者，取之阴；热之而寒者，取之阳"。王冰注曰："言益火之源，以消阴翳；壮水之主，以制阳光。"王氏注解本句，开创了后世补肾学说的先河，成为中医学中重要内容之一。

"寒之不寒是无水也，热之不热是无火也"，用苦寒之药治疗热病，热不退而反增者，不是火有余，而是真阴不足，虚火妄动之候，治疗时要用甘寒之品以滋阴，阴水足，火自灭，这就是"壮水之主，以制阳光"之意，六味地黄丸或知柏地黄丸治之。用辛热之药治疗寒病，寒不减而反甚者，不是寒有余，而是真阳不足，虚寒内盛，治疗时要补水中之火，阳气足而寒自消，这就是"益火之源，以消阴翳"之意，八味丸为其代表方剂。后世用秦艽鳖甲汤治疗阴虚内热证，用补中益气汤医治阳虚外寒证等，皆是在此学说基础上发展起来的，临床上有重要价值。

必背 因其轻而扬之①，因其重而减之，因其衰而彰之②。形不足者，温之以气；精不足者，补之以味。其高者，因而越之；其下者，引而竭之③；中满者，泻之于内；其有邪者，渍形以为汗④；其在皮者，汗而发之；其慓悍者，按而收之⑤；其实者，散而泻之。审其阴阳，以别柔刚⑥，阳病治阴，阴病治阳⑦，定其血气，各守其乡⑧。血实宜决之，气虚宜掣引之⑨。（《素问·阴阳应象大论》）

【注】

①因其轻而扬之：其，代词，指疾病；轻，指病势，病邪伤人体表，故为轻；扬，即指发散的汗法；之，代词，指疾病。下

同。病邪轻浅，宜用发散方法治疗。

②衰而彰之：彰，明显。彰之，使病邪更加明显地衰退下去，从而达到"真气坚固，血色彰明"的治疗目的。病邪衰退的，宜用攻逐之法。

③引而竭之：引，指疏导的泄法，如王冰说，"引谓泄引也"。竭，竭尽，干净。马莳云："谓疏之使下竭也，如湿在下宜利小便之义。"

④渍形以为汗：渍，泡在水里。指将形体泡在热水中或药浴取汗，如张志聪云："古者用汤液浸渍取汗，以去其邪。"

⑤其慓悍者，按而收之：慓悍，指病邪来势凶猛；按，按摩；收，收敛。王冰云："慓，疾也；悍，利也；气候疾利，则按之以收敛也。"指病势凶猛的，要先安抚而使之收敛。

⑥柔刚：柔者属阴，刚者属阳。

⑦阳病治阴，阴病治阳：即从阴引阳，从阳引阴，以左治右，以右治左之意。因阴虚而导致的阳亢证，虽表现为阳盛，但应从阴治之，即滋阴以潜阳；因阳虚而造成的阴盛病，本阳而标阴，故应补阳以消阴。

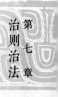

⑧定其血气，各守其乡：乡，王冰注："谓本经之气位。"张景岳云："病之或在血分，或在气分，当各察其处而不可乱也。"确定邪气在血分或在气分，治疗时要护守邪气在本经的位置，使之勿妄侵。

⑨掣引之：王冰注，"掣读为导"。导引，即气功的一种。此指升提益气法。又《甲乙经》掣作"掣"。

【释】因疾病轻浅，可以用宣散的治法去除它。因疾病重深，可以用削减的治法。因病邪衰退，可用攻逐之法而使病邪衰退的趋势更加明显。形体虚弱的，当用温补之品。精血不足的，当用味厚填精之品。疾病在上的，可以用吐法。疾病在下的，可以用疏泄法，邪气方能干净。中焦胀满的，泻其内里的蓄积。邪在肌腠的，用热水或药浴浸泡身体，引汗驱邪。病邪在肌表的，用汗法发散。病邪来势凶猛的，先按摩使邪气转缓而收敛。疾病表现为实证的，在表用发散法、在里用泻法治之。审察疾病的阴阳，而辨别其属性的柔刚。阳病的，要治阴；阴病的，要治阳。确定病邪在血分或气分，治疗时，要采取守护本经的办法，不使因气伤血，或因血伤气。血瘀的应该泻其瘀血，气虚的应该用导引以升提益气。

【按】本条叙述了病邪的深浅轻重、病位上下及邪实正衰等证的治疗方法。其中，除讨论了发汗、攻削、培补、涌吐法外，还包括了水浴、按摩、导引等法的临床运用。从中可以看出，古代治病方法是极其丰富的，值得我们很好地继承。

病轻用扬法，病重用减法，病衰的用彰法，这是按病势发展的三个不同阶段而采取的三种不同治法。"因其衰而彰之"，有人解为：其气血衰弱的，应用补益之法治之。其说虽通，但与文意不顺。此三句为并列排比句，代词"其"和"之"，皆指病邪而言。

"形不足者，温之以气"，历代注释亦颇有争议。"温之以气"，应理解为"以气温之"，这个"气"是指药物的气味而言。形不足者为阳虚，阳虚生外寒，所以治疗时可用气厚之品的桂附参芪等温补阳气，以除阴翳，这是符合用药常法的。"精不足者，补之以味"，精不足乃阴血不足，味当指药物的味厚之品或食物的五味而言，用营养丰富的食品，如肉类、蛋类等补益精血，是一种"食补"的治疗方法。如《素问·脏气法时论》云："毒药攻邪，五谷为养，五果为助，五畜为益，五菜为充，气味合而服之，以补精益气。"所以，凡不足者，皆当以气味之纯厚者补之，此乃治疗一切虚损性疾病的根本大法。

黄帝曰：形气①之逆顺奈何？岐伯曰：形气不足，病气②有余，是邪胜也，急泻之。形气有余，病气不足，急补之。形气不足，病气不足，此阴阳气俱不足也，不可刺之，刺之则重不足③，重不足则阴阳俱竭，血气皆尽，五脏空虚，筋骨髓枯，老者绝灭，壮者不复矣。形气有余，病气有余，此谓阴阳俱有余也，急泻其邪，调其虚实。故曰：有余者泻之，不足者补之，此之谓也。（《灵枢·根结》）

【注】

①形气：指人体皮肉筋骨之气。

②病气：此指受邪侵害的脏腑经络之气。

③重（chóng虫）不足：重，重复，两个相加。指虚上加虚。

【释】黄帝问：形气的逆治和顺治是怎样的？岐伯回答：形气虚弱，受邪的经气亢盛，这是邪气克制正气，应该急速用泻法治之。形气亢盛，受邪的经气衰弱，这是正气不足的表现，应该速用补法治之。形气、病气都不足，这是阴阳之气全虚弱的表现，不可针刺。若刺之则虚上加虚，结果是阴阳衰竭，气血枯尽，五脏空虚，筋、骨、髓枯竭，年老的精气要灭绝，年轻的精气也不会复返。形气和病气俱有余，这叫阴阳俱亢盛有余，应当泻去亢盛的邪气，调和虚实。所以说，有余的应泻之，不足的要补之，指的就是这个道理。

【按】

本节讨论了虚实错杂的治疗方法。虚实错杂是临床上常见的证候，它是在同一病人的身体上，虚实两个方面并存的一种复杂的病机变化，治疗应该视其虚实的程度，或补或泻，或补泻兼施而治之。

必背 必先度其形之肥瘦，以调其气之虚实，实则泻之，虚则补之。必先去其血脉①而后调之，无问其病，以平为期②。(《素问·三部九候论》)

【注】

①去其血脉：除去血脉中的瘀滞。马莳云："凡此病者，皆必有邪，必先去其脉中之结血，以去其邪。"

②以平为期：期，期限，引申为标准。把脉气平调作为治疗的标准。

【释】医生临床治病时，必须首先估量病人形体的肥瘦，调治病人气血的虚实，按着"实则泻之，虚则补之"的法则进行治疗。若邪气盛，造成瘀滞的，必先泻去血脉中的瘀血，然后再调其虚实，不管病势轻重如何，均以脉气平调、阴阳平和作为治疗的标准。

【按】本节讨论了"虚补实泻"的治疗原则。《内经》认为，疾病的虚实和人体的肥瘦有关。形体肥胖，气血充盈，加之邪实，是有余，当治之以"泻"；形体消瘦，气血亏虚，是不足，当治之以"补"。这里谈的补泻，是指针刺的手法。若用药治病，亦当遵循。从针刺方法而言，"去其血脉"是指针刺放血的意思。

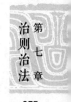

必背 帝曰：有毒无毒^①，服有约^②乎？岐伯曰：病有久新，方有大小，有毒无毒，固宜常制^③矣。大毒^④治病，十去其六，常毒^⑤治病，十去其七，小毒^⑥治病，十去其八，无毒治病，十去其九，谷肉果菜^⑦，食养尽之，无使过之，伤其正也。不尽，行复如法，必先岁气^⑧，无伐天和^⑨，无盛盛，无虚虚^⑩，而遗人夭殃，无致邪，无失正^⑪，绝人长命。（《素问·五常政大论》）

【注】

①有毒无毒：王冰云："药皆可以祛邪养正者也，然辟邪安正，惟毒乃能，以其能然，故通谓之毒药也。"毒，指药物而言。无毒之药，指气味平和之药。

②约：张志聪云，"规则也"。

③常制：即常规。

④大毒：即《神农本草经》中所列的下品药物，如附子、大黄、甘遂等。

⑤常毒：即中品之药，如石膏、麻黄、葛根等。

⑥小毒：即上品之药，毒性较小，如车前、木香、细辛等。

⑦谷肉果菜：按《素问·脏气法时论》所载，谷肉果菜，即五谷（粳米、小豆、大豆、麦、黄黍）、五肉（牛肉、犬肉、羊肉、猪肉、鸡肉）、五果（枣、李、杏、栗、桃）、五菜（葵、韭、薤、藿、葱）。

⑧岁气：岁，指岁运；气，指六气。此指每年度五运与六气

的运气状况和气候特点。

⑨无伐天和：无，勿也。天和，即指自然界正常的运行规律，如春生、夏长、秋收、冬藏。治疗时不要损伤人体与自然规律相适应的生理状况。

⑩无盛盛，无虚虚：不要使盛的更盛，使虚的更虚。前"盛""虚"皆指症状而言；后"盛""虚"皆指治法而言。此句为实证不要用补法，虚证不要用泻法之意。

⑪无致邪，无失正：致，招引；失，损伤。此句指不要致邪内陷，不要损伤正气。

【释】黄帝说：有毒的药和无毒的药，服用时有规则吗？岐伯回答：疾病有新久，药方有大小，有毒的药和无毒的药，当然有一定的服用常规。大毒的药治病，病去十分之六，必须停药；一般的药治病，病去十分之七，就须停药；小毒的药治病，病去十分之八，也须停药；无毒的药物治病，病去十分之九，也要停药。剩余的一小部分疾病，不要再用药物治疗，可用谷物、肉类、水果、蔬菜等食物来补养身体，使体内的正气恢复、充盛。使用药物治病，不要超过限度，超过了就会损伤正气。如果正气不能将余邪驱尽，可以再如前法用药治疗。在治疗疾病时，要先懂得本年度的运气情况和气候特点，不要违背自然的天时气候变化规律；对患者先要辨准疾病的虚实，不要对实证用补法而使其更实，对虚证用泻法而使其更虚，从而给人带来灾祸。用药时，要掌握中病则止的原则，不可攻伐太过，使疾病内陷，正气丧失，从而损伤人的性命。

【按】本节讨论了用药治病的法度和过度治疗的危害。用药是为了驱除病邪，所以要中病则止，不可过用，过用则可损伤正气。特别是有毒的药物，在应用时更应注意。

关于五谷，王冰依《素问·脏气法时论》认为，是指"粳米、小豆、大豆、麦、黄黍"五种谷物。结合《内经》其他篇章所论，也有按五行相生之序，依次是指：麻、麦、稷、稻、豆（菽）五类谷物。大概是因为古人所生活的地域环境不同，其所食用的主要谷物种类也有一定的差异。

黄帝曰：何谓五夺？岐伯曰：形肉已夺①，是一夺也；大夺血之后，是二夺也；大汗出之后，是三夺也；大泄之后，是四夺也；新产及大血之后，是五夺也。此皆不可泻。（《灵枢·五禁》）

【注】

①形肉已夺：夺，削夺，气血大伤的表现。指形体瘦削已极。

【释】 黄帝问：什么是五夺？岐伯回答：形体无肉，消瘦已极，这是一夺；骤然大出血之后，虚弱不堪，这是二夺；大汗亡阳，津气两伤，这是三夺；大泄之后，津液亏乏，这是四夺；新分娩及产后大失血，这是五夺。这些都是严重的元气亏损的病人，不能用泻法。

【按】 本节讨论了五夺及其治疗中的注意事项。上述五夺中的"形肉已夺"，多与脾胃有关，多由某些原因伤及脾胃，不能消化食物，吸收营养，肌肉失去滋养而形成。其余有因大出血、大汗出、重度腹泻等引起。此类虚损性疾病，不可采用泻法治疗，应视其气虚、血虚、伤津等不同，而分别补益之。

治损之法奈何？然，损其肺者，益其气；损其心者，调其营卫；损其脾者，调其饮食，适其寒温①；损其肝者，缓其中②；损其肾者，益其精。此治损之法也。(《难经·十四难》)

【注】

①适其寒温：适，适宜或适应之意。此指穿衣、起居要与四时的寒温变化相适应。

②缓其中：《素问·脏气法时论》说："肝苦急，急食甘以缓之"。缓，缓和；中，指胸胁之中。

【释】治疗虚损性疾病的方法是什么？答：肺脏虚损的，补益其气；心脏虚损的，调和其荣卫；脾脏虚损的，调节饮食，适应气候的寒温变化；肝脏虚损的，缓和其中；肾脏虚损的，补益精气。这些就是治疗虚损性疾病的基本方法。

【按】本节讨论了五脏虚损病证的治疗方法。五脏虚损的治疗，是和本脏的功能特点相一致的。如肺主气，治之以"益其气"；心主血脉，治之以"调其营卫"，因营气行于脉中，卫气行于脉外，皆与心主之脉有关，故调其营卫，则心虚得治；脾主运化水谷精微，与胃为之表里，故治之以"调其饮食"，又脾主肌肉、四肢，所以又要"适其寒温"，免受寒热之邪侵扰，不再伤于脾；肝藏血而宿精，经脉布于胸胁，若肝血不足，脉络失养，则见胸胁隐痛，所以治疗时要以甘味的药物"缓其中"；肾主藏精，故肾虚应"益其精"。

必背 郁①之甚者，治之奈何？岐伯曰：木郁达之②，火郁发之③，土郁夺之④，金郁泄之⑤，水郁折之⑥，然调其

气，过者折之⑦，以其畏也⑧，所谓泻之。(《素问·六元正纪大论》)

【注】

①郁：为郁结，王冰说，"郁，谓郁抑"。张景岳说："郁则结聚不行，乃致当升不升，当降不降，当化不化，而郁病作矣。"

②木郁达之：木郁，就是肝胆之气郁结；达，畅达、疏通之意，张景岳说，"但使气得通行，皆谓之达"。木郁的病证，可用疏泄肝气的方法治疗。按五行相配，木为东方，在脏为肝胆。

③火郁发之：火郁，指心中积热；发之，即发散。火郁的病证，当用发越升散方法治疗。王冰以汗法为解，张景岳驳之曰："凡火所居，其有结聚敛伏者，不宜散遏，故当因其势而解之、散之、升之、扬之，加开其窗，加扬其被，皆谓之发，非独止于汗也。"

④土郁夺之：土郁，指脾胃壅滞，郁而不化；夺，攻下之意。土郁病证，当用攻邪方法治疗。

⑤金郁泄之：金郁，为肺气闭塞；泄，疏利之意，并不单指泄下。金郁病证，当用宣泄肺气方法治疗。若病在表，可汗而解之；病在里，可泄而下之。

⑥水郁折之：水郁，乃肾气冲逆；折，王冰注，"折谓抑之"，即抑制水气，勿令四处泛溢。水郁病证，当用逐水方法治疗。

⑦过者折之：折之，即泻之。邪气过盛，要用泻法祛邪。

⑧以其畏也：用克制郁邪的药物和方法进行治疗。

【释】五气抑郁严重的，怎样治疗？岐伯回答：肝木抑郁的，要使之畅达疏通；心火抑郁的，应使之发散出来；脾土抑郁的，要攻夺壅滞之积；肺金抑郁的，要用宣泄的办法，使气机通畅；肾水抑郁的，应该抑制水气，勿使四溢。如此调治五脏郁气，若有太过的实邪，应该用克制其势的药物治疗，使其折服而使郁气得泻，这就是所谓的泻法。

【按】本节论述了五脏气郁的治法。朱丹溪说："气血冲和，万病不生，一有怫郁，诸病生焉。故人身诸病，多生于郁。"所以创越鞠丸，总解诸郁，方用苍术、香附、川芎、神曲、栀子以治气血痰火湿食六郁之证，为后世治疗郁证之准绳。本节所论五脏气郁，虽有所不同，但其治疗原则是一致的。

必背 帝曰：其①有不从毫毛而生，五脏阳以竭②也，津液充郭③，其魄独居④，孤精于内，气耗于外，形不可与衣相保⑤，此四极⑥急而动中⑦，是气拒于内，而形施于外，治之奈何？岐伯曰：平治于权衡⑧，去宛陈莝⑨，微动四极，温衣，缪刺⑩其处，以复其形。开鬼门，洁净府⑪，精以时服⑫，五阳已布，疏涤五脏，故精自生，形自盛，骨肉相保，巨气⑬乃平。（《素问·汤液醪醴论》）

【注】

①其：指疾病，前文云："夫病之始生也，极微极精，必先入结于皮肤。"观后文，此指水肿病而言。

②五脏阳以竭：指五脏阳气衰微。

③津液充郭：即水湿充盈皮肤。王冰注："津液者，水也；郭，皮也。"

④其魄独居：魄，指肺而言。《灵枢·本神》说："肺藏气，

气舍魄。"因病生于内，水气泛溢，皮肤肿胀，肺气被水所困，故曰"其魄独居"。

⑤形不可与衣相保：形，形体；保，安也，引申为符合。身体肿胀，衣服都难以穿上了。

⑥四极：四肢。

⑦动中：水邪内盛，凌心射肺而致心悸、喘咳。王冰注："动中者，谓气急而咳也。"

⑧平治于权衡：权衡，衡量、斟酌之意。平治于权衡即平调阴阳的治疗方法。

⑨去宛陈莝（cuò错）：宛，同"郁"，即积郁；陈，久也；莝，张景岳注，"斩草也"。又，张志聪解："腐者谓之莝。"以文字分析，莝，解为腐，较为恰当。去除体内郁积陈腐的水邪。

⑩缪（miù谬）刺：是左病取右、右病取左的一种针刺法。

⑪开鬼门，洁净府：鬼门，指汗孔；净府，指膀胱。指发汗、利尿的治法。

⑫精以时服：精，指阴精；服，张景岳说，"服，行也"。阴精按时运行。

⑬巨气：大气，即正气。

283

【释】黄帝说：有的疾病不从毫毛而生，乃是生于内，使得五脏的阳气全都衰竭。阳气不能布津，水气充溢皮肤，发为肿胀，水气上困于肺，使阴精存于内，阳气又耗损于外，阴阳不相接，浮肿严重的，以致不能穿衣。这种四肢胀急，甚则心悸、气逆喘咳的病证，乃是阴气格拒于内，肿胀之形弛张于外的表现，怎样治疗呢？岐伯回答：根据阴阳的盛衰情况，采用平调阴阳的治则，首先要去掉体内一切郁积的、陈久的、腐败的水邪；还要轻微活动患者的四肢，让患者穿的衣服要温暖，并用缪刺的方法进行针刺治疗，使肿胀的形体得以恢复；还要运用发汗和利尿的方法，使体内的水邪得以排出。水邪既去，体内的阴精也就能够按时运行，五脏的阳气也能输布于四肢，再进一步疏通水道、洗涤五脏内的余邪。这样的治疗，才能使精气重新生成，形体恢复康盛，骨与肉相安，正气乃能平复。

【按】本条重点讨论了水肿病的治疗方法。

原文提到"开鬼门"的发汗法，适用于水肿病的初期阶段，其发病多与肺有关。病人在浮肿的基础上，兼见恶寒发热、胸闷或咳嗽等症状，可选用麻黄、羌活、防风，配利尿的商陆，以发汗逐水；"洁净府"的利尿法，主要适用于慢性浮肿，病多发于脾肾，症兼气短乏力、形寒肢冷，常用茯苓、泽泻、木通、猪苓等，以渗湿利尿，还可加入扶正的参芪或温肾的桂附等，以标本兼顾；"去宛陈莝"，后世有人解释为重剂逐水之法，如用商陆、大戟、甘遂、芫花等药猛攻之。但从原文的语气分析，似指总的治疗原则，并非单指一种治疗方法。当然，治疗水肿总的原则若为"去宛陈莝"，那么，其中也就可以包括上述的峻猛之药了。因为要去掉这些陈久的水邪堆积物，非此不可！

后世医者在本条理论的基础上，又创立了很多治疗水肿的方法，如《金匮要略》根据浮肿的部位明确指出："诸有水者，腰以下肿，当利小便；腰以上肿，当发汗乃愈。"又朱丹溪说："身有热者，水气在表可汗，身无热者，水气在里可下，其间通小便，顺气和脾，俱不可缓耳。"此外，如健脾利湿、温阳化气等扶正逐水法，皆为临床常用，也是中医治疗水肿病的独到之处。

西北之气散而寒之^①，东南之气收而温之^②，所谓同病异治也。故曰：气寒气凉，治以寒凉，行水渍之^③。气温气热，治以温热，强其内守^④。必同其气，可使平也，假者反之。(《素问·五常政大论》)

【注】

①散而寒之：散，指疏泄法；寒，是清热法。

②收而温之：收，是收敛法；温，是温里法。

③行水渍之：行，施行；水渍，指在温热的水中浸泡，即温浴法。

④强其内守：张志聪云："强其元阳，固守于内。"

【释】西北之地多寒气，寒困于外，热郁于内，人多病外寒而内热，治疗时要疏散其外寒，清其里热；东南之地多热气，人的阳气容易外泄，而虚寒之气又由内而生，治疗时应收敛其元阳，又要温中驱寒，它们为病虽然相同，而治法却是不同。所以说，西北之地，气候寒凉，人多热食，热食郁于内，治疗时应以寒药泻热于内，同时还要进行温水浴，开其腠理，以散其外寒；东南之地，气候温热，人多凉食，寒邪生于内，治疗时应以温热之药，使其内里强固，阳气不能外泄而固守于内。治疗疾病时，一定要与当地气候之寒热相同，方能使得病势平复。如果西北或东南，有假热、假寒之象出现，治疗时要采取反治法。

【按】本节论述了治疗疾病时要考虑地区的差异和气温寒热对人体的影响。

临床上，除地区环境对人体影响而发病外，在一般外感病中，由于邪气的复杂变化，也可出现表寒里热等错杂证候，在治疗时，应以表里双解。这就是说，治病不仅要"因地制宜"，更重要的则在于视证立法，辨证论治。

必背 用寒远寒[①]，用凉远凉，用温远温，用热远热，食宜同法[②]。（《素问·六元正纪大论》）

【注】

①用寒远寒：用寒，用寒性药品；远寒，远离寒冷季节。下类推。

②食宜同法：摄食应该与上述用药方法相同。

【释】 在寒冷的季节，应该不用大寒的药物，清凉的季节，应该不用凉性的药物，温暖的季节，应该不用温性的药物，炎热的季节，应该不用大热的药物，摄取食物，亦同上法。

【按】 用药和饮食都应该注意季节。这是古人养生方法的重要内容。医生在临床上治病，更应注意药性和节气的关系。李东垣曾提出："冬不用白虎，夏不用青龙"，亦即此意。这是因为冬季寒冷，阳气内敛，若用大寒的白虎汤，可损伤阳气，招致寒邪；夏季炎热，阳气外泄，身体多汗，若再用辛温发汗的小青龙汤等，则可耗气而伤津，损及正气。这种说法，虽不能成为规律，但也必须予以注意。

"用寒远寒"的后一个"寒"，《内经》是指五运六气中岁气是太阳寒水司天而言，但后世医家引用时多指气候寒冷，故本书从之。

黄帝问曰：妇人重身①，毒之何如？岐伯曰：有故②无殒，亦无殒③也。帝曰：愿闻其故何谓也？岐伯曰：大积大聚，其可犯也，衰其大半而止，过者死。（《素问·六元正纪大论》）

【注】

①重（chóng虫）身：即怀孕。

②有故：故，原因。此指有病。

③无殒（yǔn允）：殒，伤害。上句"无殒"，指母体无伤；下句"无殒"，指子体亦无伤。

【释】黄帝问道：妇人怀孕，若患了病，怎样用药治疗？岐伯回答：有疾病存在，虽然使用毒药，是不会伤害母体，也不会伤害胎儿的。黄帝说：希望听听这其中的道理是什么？岐伯说：有大积大聚的疾病在身，是可以用药直接作用于疾病的。但应该注意，用药治疗到疾病已经消去大半，就应该停药，如果用药过度治疗，将有死亡的危险。

【按】本条论述了孕妇患病的治疗规则。孕妇有病，可以使用药物治疗，但必须掌握用药的法度，若超过"大毒治病，十去其六"的规则，则可引起不良后果。此观点与后世妊娠服药禁忌不同，值得临床上注意。

治热以寒，温而行之①；治寒以热，凉而行之；治温以清，冷而行之；治清以温②，热而行之。故消之削之，吐之下之，补之泻之，久新同法。（《素问·五常政大论》）

【注】

①温而行之：行，服用。指药物需要温服。

②治清以温：清，指清冷寒性疾病，如肢冷、下利清谷等；温，温性药品。

【释】治疗热性病，用寒凉的药物，要采取温服的方法；治疗寒性病，用热性药物，要采取凉服的方法；治疗温病，用清凉药物，要采取冷服的方法；治疗清冷性疾病（身寒肢凉），用温性药物，要采取热服的方法。所以，治疗其他疾病所采取的方法，如消法、削法、吐法、下法、补法、泻法，无论久病还是新病，治疗的方法是相同的。

【按】本节主要论述了反佐的服药方法。反佐，是在热病用凉药时，采用温服法；或寒病用热药时，采用冷服法。其目的是使病人能受纳药物，防止寒热格拒而发生呕吐的现象，如后世说的"姜附寒饮，承气热服"，也就是这个意思。

至于食积中满之类的病证用消法（消导、消散）、坚硬的癥积病证用削法（逐渐削减）、上部痰浊用吐法（涌吐）、下部燥结用下法（攻下）、虚证用补法（补益）等，都须根据病人的具体情况，采用不同的服药方法进行治疗。

第八章 养生学说

养生学说，是中医理论体系的重要组成部分。《内经》中所主张的养生思想为后世养生学的形成和发展奠定了坚实的理论基础。历代著名养生学家及其养生专论或专著，都是在继承《内经》养生理论的基础上发展起来的。如唐代孙思邈《备急千金要方》《千金翼方》中的养生养老专论，南朝陶弘景《养性延命录》，宋代陈直《养老奉亲书》，清代曹廷栋《老老恒言》等，均是养生学方面的专著。所以，养生在中医学里早已形成一门独立的学科。

养生，即保养生命，又称摄生。《内经》论养生以"天人相应"理论为指导，根据生命的发展规律，以顺应自然、调摄精神、治未病为原则，提出多种养生保健方法，主张预防为主、内外兼顾的养生思想。其内容涉及现代科学中预防医学、心理医学、医疗保健、营养学、社会医学等多学科领域，对于现代研究人体生命活动规律及健康医学具有重要的指导意义。本章选录其中的部分原文，进行注释解读。

必背 上古之人，其知道①者，法于阴阳②，和于术数③，食饮有节，起居有常，不妄作劳，故能形与神俱④，而尽终其天年⑤，度百岁乃去。今时之人不然也，以酒为浆，以妄为常，醉以入房，以欲竭其精，以耗⑥散其真，不知持满⑦，不时御神⑧，务快其心，逆于生乐⑨，起居无节，故半百而衰也。（《素问·上古天真论》）

【注】

①知道：懂得养生之道。

②法于阴阳：取法于自然界寒暑往来的阴阳变化规律来调整人体的阴阳而进行养生。

③和于术数：术数，多种修身养性之法，如导引、按跷、呼吸吐纳、七损八益（房中养生术）、五禽戏等。适当运用各种养生方法。

④形与神俱：保持身心健康和谐。

⑤天年：天赋年寿，即自然寿命。

⑥耗（hào浩）：通"好"，嗜好。

⑦持满：持，守也，保持之意。保持体内精气充盛。

⑧不时御神：时，善也。御，掌握，引申为治理、调养。不善于调养内在的精气神。

⑨生乐：身心健康而带来的快乐。

【释】上古时期的人们懂得养生之道，能够顺应自然界的阴阳变化规律来调节人体自身的阴阳变化，并懂得运用各种养生方法来修身养性。饮食有节制，生活有规律，不过度劳累，使形神和谐而保持身心健康的良好状态。现今的人却不是这样做的，他们经常把酒当饮料而狂饮无度，把不良的生活方式当成正常，经常醉酒之后乱性妄为。如此恣情纵欲，就会消耗人体内在的宝贵精、气、神。这样的人，根本不懂得如何保持人体精气的充盛，更不懂得如何调整自己的内心世界，只贪图一时欢娱，却会失去健康长寿的快乐生活。这些人通常都是起居作息毫无规律，往往年龄到五十岁左右就会表现出衰老的状态。

【按】本段原文论述养生的基本原则，是《内经》养生学说的重要内容。文中通过"上古之人"与"今时之人"对养生的不同态度与后果的对比，强调了养生的重要意义。

关于"天年"，指天赋年寿，即人类的自然寿命。《尚书》曰："一曰寿，百二十岁也。"指出人的自然寿限，应当是120岁。现代研究表明，动物的寿命当是其生长期的4～6倍。按照现代医学理论，人体骨骺闭合标志着人体生长期结束，而骨骺闭合在女子是23岁、男子是25岁，平均为24岁。如果取4～6倍的中间值5，那么，24岁的5倍正好就是120岁。现代还有许多关于人类自然寿命方面的研究成果，都表明人类的自然寿命应该是百岁以上。虽然古今对人类的自然寿命数的认识基本一致，但是现实生活中却很少有人活到120多岁，活到百岁的也是寥寥无几。究其原因，应该像文中所说的"今时之人"一样，与长期过着"以酒为浆""以妄为常""醉以入房"等不健康的生活方式密切相关。

中医学理论与实践表明，饮酒过量能够引发多种疾病。尤其应该注意的是，当今饮酒的种类与中国古代差异很大，古人所饮用的均为五谷酿制，通过发酵工艺而提取谷物的精华，《内经》将之称为"汤液醪醴"，气味香醇甘甜，具有补益功效，还能够助阳活血、通络散邪。但因其性热、有毒，属于"壮火"之品，所以长期多饮就会滋生内热，日久会导致火热内盛而耗伤阴精，造成体内阴虚火旺，可引发身体消瘦、午后或夜间烦热、目干涩、便干尿黄、手足心热、心烦心悸、失眠多梦、盗汗、舌红少苔等症状，并且还容易引起中毒，出现恶心呕吐、头晕目眩、思维错乱、神志不清，甚至死亡。因此，古代中医指出，酒是"大热、有毒"之品，"少饮壮神，过多殒命"。其警示人们：美酒虽好，却不宜多饮、久饮，更何况当今人们所饮用的酒类复杂多样，有的在制作过程中可能加入化学物质，对人体更加有害。当今盛行豪饮啤酒，啤酒虽然称为酒类，但属于甘苦性寒之品，尤其是冰镇之后，更增其寒性，过多饮用则会严重损伤脾阳，导致肠胃受损，日久必致脾肾阳虚，出现腹泻、腹胀、四肢不温、腰膝酸软，甚则出现酒精依赖症、性功能低下、健忘、早衰等。酒能乱性，若醉酒之后恣情纵欲，强行房事而过劳，则不仅损伤了脾胃，还会伤及肝肾，会更加损害健康。

文中指出"以妄为常"——不良的生活方式或习惯，是导致早衰的原因之一。良好的生活方式和习惯，有利于维护健康，防止早衰。一般而言，偶尔的"以妄为常"只要不超过人体所能承受和调节的限度，对身体是不会造成伤害的。但是，如果经常挑战或超越极限，把极端的行为和不良生活方式当成是正常的，并习以为常，如长期睡眠不足或黑白颠倒或熬夜，饮食饥饱无常、醉酒，暴喜暴怒或紧张焦虑，或劳累过度等，日久就会严重损害健康，引发各种疾病，使人早衰，甚至夭折。

总结本段原文所论的养生原则，有五个方面：第一，法于阴阳——顺应四时，养生避邪；第二，和于术数——锻炼身体，强筋壮骨；第三，食饮有节——节制饮食，滋补气血；第四，起居有常——按时作息，保养精神；第五，不妄作劳——劳逸结合，保全形气。遵照这些原则进行养生，能够保精养神，益气全形，可以实现"形与神俱"而健康长寿，活到天年寿限。

原文指出导致早衰的根本原因，一是"以酒为浆"，损脾胃而伤气血生化之源；二是"醉以入房"，损肾而伤精气之本；三是"起居无节""以妄为常"，损精神而伤形神之气。不懂得养生之道的结果，就是会导致精亏气耗、神衰形弱，损害身心健康而早衰多病。健康的最佳状态，就是始终保持"形与神俱"，这样才能实现"尽终其天年，度百岁乃去"而健康长寿。神，不能脱离形体单独存在，是形的生命体现。形，如果没有神的依附，就会只剩下躯壳而已。可见，形神和谐，是人身心健康的征象；形神失调，是疾病及早衰的标志。

必背 夫上古圣人之教下也，皆谓之虚邪贼风①，避之有时，恬憺虚无②，真气从之，精神内守，病安从来。是以志闲而少欲，心安而不惧，形劳而不倦，气从以顺，各从其欲，皆得所愿。故美其食，任其服③，乐其俗，高下不相慕，其民故曰朴④。是以嗜欲不能劳其目，淫邪不能惑其心，愚智贤不肖⑤，不惧于物，故合于道。所以能年皆度百岁而动作不衰者，以其德全不危⑥也。(《素问·上古天真论》)

【注】

①虚邪贼风：虚邪，也称虚风。泛指一切不正常的气候变化和外来的致病因素。

②恬憺（dàn淡）虚无：恬憺，安闲清静之意。虚无，心无杂念和妄想。思想清静安闲，内心没有杂念和妄想。

③任其服：任，随意。穿着任何衣服都感觉到舒适。

④朴：淳朴敦厚的品性。

⑤不肖：指不成才的人。

⑥德全不危：那些全面掌握养生之道的高德圣人，就不会受到早衰的危害。

【释】在上古时期，对养生有高度修养的圣人不断教化民众，指出外在的一切致病邪气，可以根据自然气候变化规律而预知，并及时进行防御；内在的心绪情志，要保持清静安定，心无杂念和妄想。这样，体内的真气就能够保持和顺正常，精气神守持于内，则疾病无从发生。在日常生活中，人要保持思想清静，减少欲望；情绪淡定，去除紧张恐惧之感；身体虽然需要劳作，但不要因为过劳而导致疲倦。这样，才能保持气血和顺。少欲，更容易让人随心如愿。人们懂得知足，所以无论吃什么食物，都感觉甘美；无论穿着什么衣服，都感觉舒适；无论在什么风俗环境下生活，都感觉到快乐；无论社会地位尊贵或卑贱，都能各安其分，始终保持着善良敦厚的质朴本性。因此，各种嗜好欲望都不能烦劳他们的耳目，淫乱邪说也不能迷惑他们的心智，不管愚者、智者、贤者，还是不成才的人，都能够安心地生活，不被身外的物欲所困扰，人们一直都在遵循着养生之道。所以，能够达到年龄都超过百岁而不衰老，其原因就在于他们不断提升道德，全面掌握并实施了养生之道，所以才能避免多病早衰甚至夭亡的危害。

【按】本段原文论述养生的具体要求，旨在保全人体的精、气、神，从而揭示了中医养生学的奥秘，体现了中医学预防为主的科学思想。其提出养生的基本原则是：第一，对外要做到"虚邪贼风，避之有时"，说明外界的致病因素，因时因地而异。第二，对内要做到"恬惔虚无""精神内守"，说明情志失调、劳倦过度等，是常见的内伤致病因素，因人而别。

"虚邪贼风，避之有时"，说明一切不正常的气候变化和外来的致病因素是可以通过了解自然气候变化规律而得到预知的。《内经》中记载了运用五运六气理论探讨自然气候变化规律的科学方法。古代研究自然气候变化规律及气候变化对生物、对人体生命的影响，关系到天文学、气象学、生物学、物候学、历法学、医学等多学科领域，充分反映出"天人相应"的整体观念，突出了自然变化和人体生命活动的各种节律。原文中的"避之有时"，说明外邪伤人有一定的规律可循，根据这些规律，就可以成功避免外来病邪的侵袭，从而达到防御外邪、预防疾病的养生目的。

文中强调内养精神的重要性，以"恬憺虚无""精神内守""志闲而少欲""心安而不惧""高下不相慕"等思想道德方面的修养，来说明提升道德与身体健康之间存在着密切关系。近年，世界卫生组织新增了人类的一个健康标准"道德健康"，而《内经》早已认识到人类道德与健康之间的因果关系。原文告诫人们，重视道德修养，心无杂念，知足常乐，安居乐业，保持淳朴敦厚的良好品性，安分守己，懂得感恩，诚实守信，培养适应社会环境的能力等，这些都是人类道德健康的主要内容，说明重视心性修养，提升道德品质，有助于维护身体健康，达到延年益寿的目的。

阴之所生，本在五味①；阴之五宫②，伤在五味。

是故谨和五味③，骨正筋柔，气血以流，腠理以密，如是则骨气以精④。谨道如法⑤，长有天命⑥。（《素问·生气通天论》）

【注】

①五味：即酸、苦、甘、辛、咸，此泛指饮食物。

②五宫：指五脏。

③谨和五味：即小心调和搭配饮食。

④骨气以精：骨中精气强盛。

⑤谨道如法：谨慎奉行这些饮食养生的法则。

⑥天命：天赋的寿命。

【释】 人体内的阴精，来源于酸、苦、甘、辛、咸饮食五味的不断化生；贮藏阴精的五脏，却又因饮食五味太过而受到伤害。

因此，小心调和、搭配饮食五味，才能保证营养丰富，使骨骼强壮、筋脉柔韧、气血通畅、腠理固密。这样，骨肉、筋脉、气血、腠理等全身各部都能够得到饮食物所化生的精微物质滋养而变得强盛起来了。人如果能够谨慎而严格地遵循这些饮食养生的法则，就可以保持健康强壮而享有天赋的寿命。

【按】本节原文提出调和饮食五味是养生的重要内容。阐发藏于五脏的阴精，来源于饮食五味所化生的水谷精微，全身各部脏腑组织器官，都有赖于水谷精微的滋养，指出偏嗜五味，能够导致脏气偏盛而损伤五脏，会引起五脏功能失调。说明饮食五味对人体五脏有"养"和"伤"的双重作用，提出"谨和五味"的观点，即注意饮食五味的合理搭配，调和食物摄入的比例，防止偏食，保持营养均衡。

现代医学认为，许多疾病，如糖尿病、高脂血症、高血压病、肥胖症、冠心病等，均与饮食失宜密切相关。因此，合理膳食对于防病养生，意义重大。

必背 能知七损八益①，则二者②可调，不知用此，则早衰之节也。年四十，而阴气自半也，起居衰矣。年五十，体重，耳目不聪明矣。年六十，阴痿③，气大衰，九窍不利，下虚上实，涕泣俱出矣。故曰：知之则强，不知则老，故同出而名异④耳。智者察同，愚者察异，愚者不足，智者有余，有余则耳目聪明，身体轻强，老者复壮，壮者益治。是以圣人为无为之事，乐恬憺之能⑤，从欲快

志于虚无之守，故寿命无穷，与天地终。此圣人之治身也。（《素问·阴阳应象大论》）

【注】

①七损八益：指古代房中养生术中七种有损于人体精气的做法和八种有益于人体精气的做法。

②二者：指体内阴阳而言。

③阴痿：痿，指阴器痿弱不用。指性功能低下。

④同出而名异：指人体虽然都由精气生成，却有盛衰强弱的不同。

⑤能：通"态"。

【释】能够掌握七损八益的养生方法，就可以调和人体内的阴阳；如果不懂得运用此法，就会出现早衰的现象。人到四十岁的时候，体内阴精自然减半，起居行动等方面衰退。到了五十岁，身体变得笨重，听觉、视觉都会衰弱。到六十岁时，性功能衰退，气血衰弱，头面五官的功能和下部二窍的功能都会衰退而出现障碍，在下的肾气虚衰，在上的阴津不化，常常不知不觉地涕泪俱出。因此说，懂得养生就会强壮，不懂养生就会衰老。同样是人，却有着强壮和早衰的不同。智者注重保护人体共有的精气，愚者只着眼于强弱的差别。愚者常是精气不足，智者却总是精气有余。精气有余则耳聪目明，身体轻快强健，虽已年老，仍然维持强壮体态。越强壮，则越健康。可见，圣人一直追求的是清静无为、恬憺乐观的心态，所以能够得以祛病延年，健康长寿。这是圣人修身养性的原则和方法。

【按】本节原文论述调和体内阴阳的关键是要掌握并运用

七损八益的养生方法，突出"七损八益"对于调和阴阳的重要性，并指出，懂得运用七损八益，就能够协调阴阳平衡，如果不懂得运用七损八益，到一定年龄就会出现不同程度的早衰表现。

关于"七损八益"，文中以至整部《内经》并没有明示其具体所指。历代医家虽然说法很多，但是都比较牵强。直到1974年，长沙马王堆西汉早期墓葬竹简古医书《天下至道谈》出土，其涵义才得以昭然于世。七损八益，指古代的房中术而言。所谓七损，是指男女性生活中对人体精气有损害的七种做法。八益，是指男女性生活中对人体精气有裨益的八种做法。用现代话来讲，就是七种有损于健康的性行为和八种有益于健康的性行为。《马王堆汉墓帛书》有关"七损八益"的论述："气有八益，有（又）有七孙（损）……故善用八益去七孙（损），五病者不作。"由此可见，"七损八益"实际上是中医将房事活动（性生活）与养生紧密结合的重要概念，中国古人已经把养生保健理念深入到人类性生活的层面。这是对房中养生学理论的重大贡献，至今仍有重要的参考价值，值得深入研究。文中所论的养生理念深受道家思想的影响，提倡"为无为之事""乐恬憺之能"，主张顺应自然而行事，清心寡欲而养性，恬憺乐观而生活。这对于指导现代人养生保健、调整良好的心态，均有重要的指导价值。

毒药攻邪，五谷①为养，五果②为助，五畜③为益，五菜④为充，气味合而服之，以补精益气。此五者，有辛、酸、甘、苦、咸，各有所利，或散，或收，或缓，或急，

或坚，或耎。四时五脏，病随五味所宜也。(《素问·脏气法时论》)

【注】

①五谷：王冰："谓粳米、小豆、麦、大豆、黄黍也。"

②五果：指李、杏、枣、桃、栗。

③五畜：指犬、羊、牛、鸡、猪。

③菜：指葵、藿、薤、葱、韭。

【释】药物是用来攻邪祛病的，而在食物当中，可用五谷来滋养身体，用五果来辅助营养，用五畜之肉来补益身体，用五菜来补充营养，饮食气味要调和搭配得当，这样才能很好地补精益气。这五类食物，有辛、酸、甘、苦、咸的不同，对人体五脏各有裨益，能起到或散，或收，或缓，或急，或坚，或软的作用。在临床应用时，需要依据四时五脏的通应关系，无论是治病还是养生，都要随着五脏五味之所宜而灵活运用。

【按】本节原文论述了"毒药攻邪""五谷为养"的重要理论。食物与药物一样，也具有酸苦甘辛咸五味，性味不同，功效各异。文中提出以药祛病、以食养生的治疗原则。著名的养生观点"药补不如食补"就是后世医家在此基础上提出来的，为后世的药膳与食疗奠定了理论基础。

《内经》中提出的营养食品要合理搭配的主张，是非常科学而实用的，是世界上最早的营养食谱。"五谷为养，五果为助，五畜为益，五菜为充"明确提出以五谷为主食，依靠谷物为身体提供主要的营养与能量，以肉食、果类、蔬菜类为辅助，补充身体对营养的需要，这种分配食物营养的科学主张，迄今仍有重要的指导意义。

饮食居处，暴^①乐暴苦，始乐后苦，皆伤精气。精气竭绝，形体毁沮^②。暴怒伤阴，暴喜伤阳。（《素问·疏五过论》）

【注】

①暴：突然、急骤。此处指过度。

②沮（jǔ举）：败坏。

【释】人在饮食方面不节制，居住环境不适宜，在精神情志上大喜大悲，生活安乐却突然变得凄苦，这些因素都会损伤体内的精气，从而导致内在精气衰竭，外在形体衰弱。突然大怒，就会损伤阴血；过于喜乐，就会损伤阳气。

【按】本段原文指出饮食不节、居处失宜、精神刺激等，是损伤人体精气的主要原因。人如果在短时期内经受过"始乐后苦"的不平凡经历，其心情从安乐无忧一下子跌到痛苦的深渊，这种境遇上的落差太大，人的心理、生理、身体等各方面都难以适应，会表现出心情抑郁、茶饭不思、失眠多梦、体力下降、精神萎靡不振等，其结果就会导致内在的精气受损，引发各种疾病。可见，当人的情志不遂、心绪不宁、生活动荡、境遇大起大落时，都会给身心健康带来不利的影响，甚至由此引发严重的疾病。文中"暴怒伤阴，暴喜伤阳"，强调过度的情志刺激是导致人体阴阳气血失常的重要原因。因怒为肝志，"怒则气逆"，暴怒大怒则肝气上逆，血随气上涌，则出现面红目赤、胸胁胀痛、头晕目眩、呃逆、呕血等，严重伤及肝中阴血。喜为心志，"喜则气缓"，过喜暴喜则心气涣散而伤及心阳，导致人笑不休、心悸、气短、失眠，甚至癫狂、猝死。因此,《素问·阴阳应象大论》云："喜怒伤气，寒暑伤形。"其指出，喜怒等情志过激会导致体内气机失调而损伤五脏精气，风雨寒热等病邪由外入侵会伤害人的皮肉筋脉、肢体关节等。古人说"剑不伤人情伤人""哀莫大于心死"，就是强调内伤七情对人体的伤害是十分严重的。所以，中医养生更侧重于内养心性，陶冶性情，开阔心胸，培养乐观豁达、积极向上的生活态度和应变能力，这对于维护人的心身健康是非常有益的。

人之血气精神者，所以奉生而周^①于性命者也……是故血和则经脉流行，营复阴阳^②，筋骨劲强，关节清利矣。卫气和则分肉解利^③，皮肤调柔，腠理致密矣。志意和则精神专直^④，魂魄不散，悔怒不起，五脏不受邪矣。寒温和则六腑化谷，风痹不作，经脉通利，肢节得安矣。此人之常平也。（《灵枢·本脏》）

【注】

①周：周全、维护之意。

②营复阴阳：阴阳，指内外。指血脉的运行，往复于周身。

④分肉解（xiè泄）利：指肌肉滑润，气血通利无滞。

④精神专直：精神集中而无杂念。

303

【释】人的血气精神是用来奉养生命以维护人体正常生理机能的……因此，血气调和则经脉的运行就会流畅，往复循环于全身上下内外，使人的筋骨强劲有力，关节滑利、屈伸自如。卫气调和则肌肉滑润，皮肤柔和，腠理致密。志意正常则精神集中、没有杂念，魂魄就不会散乱，悔恨、恼怒等不良情志刺激也不会发生，五脏就不会因情志过度而引发病变。寒温调和则六腑传化水谷的功能正常，就不会发生风痹病，经脉运行通畅，肢体关节都能够保持正常的功能活动。这就是人正常的健康状态。

【按】此段原文论述人的血气精神在生命活动中的重要作用，以及关于人健康的标准。文中强调血气精神是维持人体生命活动的基本物质和功能，提出关于健康的标准是血和、卫气和、志意和、寒温和，即：血气运行调顺、精神活动正常、对外界环境的适应能力强。这是《内经》关于人类健康的标准，即原文所说的"人之常平"——健康无病之人所表现出的正常生理状态。

世界卫生组织规定了新的健康标准，提出"健康是身体上、精神上和社会适应上的完好状态，而不仅仅是没有疾病和虚弱"。可见，早在《内经》时代，中医学就已经阐述关于人类健康的衡量标准。这在今天看来，是非常珍贵的，也是比较全面和正确的。

必背 故智者之养生也，必顺四时而适寒暑，和喜怒而安居处，节阴阳而调刚柔，如是则僻邪①不至，长生久视②。（《灵枢·本神》）

【注】

①僻邪：僻，不正之意。指致病的邪气。

②长生久视：视，活。长生久视即长生久活。指寿命绵长，不易衰老。

【释】能力超凡的智者懂得如何养生，一定会顺应四时季节的变迁而适应寒暑气候的变化，调和喜怒等情志变化而保持居处安静舒适，调和体内的阴阳气血而使之维持平衡状态。做到这些，病邪就不能入侵，身体始终保持健康状态，并得以延年益寿。

【按】本段原文论述了关于养生保健的重要原则，即：

顺四时而适寒暑——顺应春夏秋冬四时的季节变迁，来适应外界气候的寒温变化。

和喜怒而安居处——调和喜怒等情志变化，避免七情过激；生活起居要有规律，尽量保持居处安静舒适，有益于人体健康。

节阴阳而调刚柔——调和阴阳气血，避免劳伤，刚柔相济，使体内阴阳维持动态平衡而不被破坏。

如此，就能够有效地改善人的体质，保存正气，增强抗病能力，从而达到祛病延年、推迟衰老、健康长寿的养生目的。

必背 黄帝问于岐伯曰：愿闻人之始生，何气筑为基，何立而为楯，何失而死，何得而生？岐伯曰：以母为基，以父为楯①，失神者死，得神者生也。黄帝曰：何者为神？岐伯曰：血气已和，荣卫已通，五脏已成，神气舍心，魂②魄③毕具，乃成为人。（《灵枢·天年》）

305

【注】

①以母为基，以父为楯（shǔn吮）：楯，栏杆的横木，引申为遮蔽、捍卫的意思。指人体胚胎的形成，以母血作基础，以父精作捍卫，阴阳互用，促使其生长发育，即胚胎由父精母血结合而成。

②魂：魂是神活动的一部分，随神往来，受神主宰。主要包

括一些非本能性的较高级的精神思维心理活动，如人的情感、思维等。魂若离开神的支配，就会出现幻觉、梦游等。

③魄：魄也是神的一种表现形式，主管一些与生俱来的本能性的感觉和动作，如新生儿的啼哭、吮吸、非条件反射的四肢运动，以及人体的触觉、痛觉、温觉、视觉等。

【释】黄帝问岐伯：我希望听您讲述一下人是怎么形成的，是以什么作为基础，又是以什么为保障，失去什么会死，得到什么会生？岐伯回答：人的形成，以母血为基础，以父精为捍卫，父精母血相结合而产生神气，失去神气就会死亡，有了神气就能够维持生命活动。黄帝问：什么是神呢？岐伯说：人体中的气血调和，营卫运行通畅，五脏成形，神气藏于心中，魂魄已经具备，这样就发育成五脏六腑魂魄健全的一个人了。

【按】本段原文论述胚胎的发育过程，并说明"神"的重要性。文中"以母为基，以父为楯"，指出人始生的物质基础和人体生命形成的过程，认识到人体胚胎是父精母血的结晶。父精为阳，母血为阴，阴为基，阳为用，阴阳交感，则胚胎形成并开始发育，渐至脏腑齐全，营卫气血调和畅通，精神魂魄俱全，具备了健全的人体生理活动及精神活动能力。此时，胚胎发育已经成熟，就可以脱离母体而降生了。"失神者死，得神者生也"句，强调神是生命活动的具体表现，人不能离开神的支配而独立存在，若神气俱去，则生命将会终止。神可以通过人的面色、眼神、语言声音、身体动作、脉象变化等表现出来。只有神形协调统一，才能健康长寿。

黄帝曰：人之寿夭各不同，或夭寿，或卒^①死，或病久，愿闻其道。岐伯曰：五脏坚固，血脉和调，肌肉解利，皮肤致密，营卫之行，不失其常，呼吸微徐^②，气以度行^③，六腑化谷，津液布扬，各如其常，故能长久。

黄帝曰：人之寿百岁而死，何以致之？岐伯曰：使道隧以长^④，基墙高以方^⑤，通调营卫，三部三里起^⑥，骨高肉满，百岁乃得终。（《灵枢·天年》）

【注】

①卒（cù促）：同"猝"，突然。

②呼吸微徐：微徐，和缓之意。指呼吸调匀和缓。

③气以度行：指气血运行速度与呼吸次数保持一定的比例。

④使道隧以长：使道，即人中沟。指人中沟深而且长。

⑤基墙高以方：基，即地阁部位。墙，指蕃蔽而言，即两颊的外侧和两耳门前的部位。下巴和面部四周丰厚方正之意。

⑥三部三里起：即颜面上（额角）、中（鼻头）、下（下颌）三部肌肉丰满而不平陷。

【释】黄帝说：人的寿命长短各不同，有夭折的、有长寿的，有猝死的、有久病不愈的，希望能听听这其中的道理。岐伯说：人的五脏强健，血脉和顺正常，肌肉之间的气血运行畅通滑利，皮肤细致固密，营卫运行正常，呼吸均匀徐缓，全身气血均能有节律地正常运行，六腑能够及时消化吸收水谷饮食物，使精微物质能够宣散敷布全身，身体各部分组织器官都能维持正常的生理功能活动。这样，人的生命就能够长久而多寿。

黄帝说：人活到百岁而逝，是怎样才能达到如此长寿呢？岐伯说：长寿的人，他的人中沟深邃而长，面部四周丰厚而方正，全身营卫气血的运行畅通调顺，面部的上、中、下三部丰厚而不平陷，骨骼强壮，肌肉丰满，这种强健之人，就能够活到百岁而终。

【按】本段原文论述影响人类寿夭的基本因素，指出长寿之人，必须要通过养生而达到身体强健，各脏腑功能能够维持正常，气血运行和顺通畅，形体丰满强壮，如此，才能使人的寿命达到百岁这样的健康长寿目的。

文中指出"使道隧以长，基墙高以方"的人长寿，是透过面相来确定人寿夭的方法，其机理尚待进一步研究。

必背 风雨寒热不得虚，邪不能独伤人……两实相逢①，众人肉坚。其中于虚邪也，因于天时，与其身形，参以虚实，大病乃成。（《灵枢·百病始生》）

【注】

①两实相逢：即外界的正常气候变化与人体正气调和相遇。

【释】自然界中不正常的风雨寒热等致病邪气，如果不遇到人体正气虚弱的内因，病邪是不会单独侵害人体而发病的……若外界的正常气候变化遇到人体正气调和的情况，此时人的肌肉坚实，抗病能力强而不会得病。那些感受病邪的，都是因为天时气候变化异常，加之体内正气虚弱，正虚邪实，才会引发严重的疾病。

【按】本段原文论述了《内经》的发病观，指出正气强弱是发病与否的关键，从而突出正气在发病中的主导地位。其体现出的《内经》发病学观点是：人体正气盛衰是发病的根据。据此，中医养生学认为，摄生的目的就是为了保养、强壮人体的正气，防病抗衰，延年益寿。中医治疗学认为，一旦发病，在治疗中应当从维护正气出发，扶正以驱邪。

必背 夫五味入胃，各归所喜①。故酸先入肝，苦先入心，甘先入脾，辛先入肺，咸先入肾，久而增气②，物化之常也。气增而久，夭之由也。（《素问·至真要大论》）

【注】

①各归所喜：即药物或食物进入人体后，各有其主要的作用部位。

②久而增气：长期服用某种药物或食物，就会导致某一脏气偏盛的现象。

【释】酸苦甘辛咸等药或饮食五味经胃进入人体后，各有其主要的作用部位。通常是酸味先入肝，苦味先入心，甘味先入脾，辛味先入肺，咸味先入肾。如果长期服用某种气味的药物或食物，就会导致某一脏气偏盛，这是五味在体内气化的通常规律。如果体内脏气偏盛过久，就会成为导致夭折的原因。

【按】本段原文指出长期偏嗜食用五味，是人体寿夭的主要原因。说明长期服用同一性味的药物或食物，不利于人体养生，反而会危害健康，可能引发严重的疾病，甚至缩短寿命。其再一次强调药食五味对人体具有"养"和"伤"的两重性。后世医家提出的"为口伤身""病从口入"等著名观点，就是在此基础上总结出来的。合理调配饮食五味，杜绝偏嗜某味，对于预防疾病、养生保健，均具有重要意义。

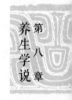

关于五味与五脏的关系问题，在《内经》中有很多论述，是后世医家临床治病和指导养生的理论基础。

附：相关参考书目

南京中医学院《黄帝内经素问译释》。

山东省中医研究所《黄帝内经素问白话解》。

北京中医学院（现北京中医药大学）《内经释义》。

陈璧琉、郑卓人《灵枢经白话解》。

南京中医学院中医系《黄帝内经灵枢译释》。

凌耀星《难经校注》。

王玉兴《黄帝内经素问三家注》《黄帝内经灵枢三家注》。

苏颖、李霞《难经译释》。